Soumil Singhal

Carcinoma do pâncreas: uma visão geral

Soumil Singhal

Carcinoma do pâncreas: uma visão geral

ScienciaScripts

Imprint

Any brand names and product names mentioned in this book are subject to trademark, brand or patent protection and are trademarks or registered trademarks of their respective holders. The use of brand names, product names, common names, trade names, product descriptions etc. even without a particular marking in this work is in no way to be construed to mean that such names may be regarded as unrestricted in respect of trademark and brand protection legislation and could thus be used by anyone.

Cover image: www.ingimage.com

This book is a translation from the original published under ISBN 978-620-2-30425-2.

Publisher:
Sciencia Scripts
is a trademark of
Dodo Books Indian Ocean Ltd. and OmniScriptum S.R.L publishing group

120 High Road, East Finchley, London, N2 9ED, United Kingdom
Str. Armeneasca 28/1, office 1, Chisinau MD-2012, Republic of Moldova, Europe
Printed at: see last page
ISBN: 978-620-7-63048-6

INTRODUÇÃO

O carcinoma do pâncreas é um tumor altamente agressivo com uma elevada taxa de morbilidade e mortalidade. Observa-se uma tendência crescente nos países em desenvolvimento, que está associada a factores de risco como o aumento do consumo de álcool e a rápida urbanização. Dhir V. relatou uma incidência de 0,5-2,4 por 1 000 000 de homens e de 0,2-1,8 por 1 000 000 de mulheres na Índia, com taxas mais elevadas observadas na população urbana masculina do oeste e do norte da Índia. A carga anual de cancro estimada em 2001 foi de 14 230 (1). Um estudo multicêntrico recente realizado por Balakrishnan V et al. para avaliar a pancreatite crónica em 1086 indivíduos encontrou uma taxa de incidência de cerca de 4% para os tumores pancreáticos (2). Os homens têm 1,5 a 2 vezes mais probabilidades de serem afectados do que as mulheres (3).

Apenas 16% dos doentes têm doença completamente confinada ao pâncreas no início da doença (4,5), sendo que aproximadamente 85% a 90% têm um tumor irressecável cirurgicamente na altura do diagnóstico (4,5,6). A ressecção cirúrgica oferece a única hipótese de cura e a imagiologia desempenha um papel crucial na deteção precoce da doença.

As várias técnicas atualmente utilizadas para o diagnóstico e o estadiamento pré-operatório do cancro do pâncreas incluem a ecografia abdominal (US), a tomografia computorizada (TC) com contraste, a ressonância magnética (RM), a colangiopancreatografia por RM (CPRM) e a ecografia endoscópica (EUS) com tomografia computorizada com contraste. A TC estabeleceu-se atualmente como o principal procedimento de imagiologia para o diagnóstico e estadiamento do cancro do pâncreas. No pré-operatório, o cancro do pâncreas pode ser dividido em tumores ressecáveis, inoperáveis e limítrofes à ressecabilidade. Numa meta-análise, Bipat et al. encontraram uma sensibilidade de 81 % e uma especificidade de 82 % para a determinação da ressecabilidade (7).

Os tumores limítrofes ressecáveis foram definidos pela National Comprehensive Cancer Network como tumores com o seguinte: (1) envolvimento venoso da VSM/VP, mas com vasos adequados proximais e distais à área de envolvimento vascular para permitir a ressecção e reconstrução; (2) inclusão da artéria gastroduodenal na artéria hepática ou envolvimento da artéria hepática sem extensão à artéria celíaca; ou (3) envolvimento da AMS do tumor < 180°.

A RM tem sido utilizada na avaliação do pâncreas e tem produzido resultados semelhantes aos da TC; deve ser reservada para os doentes para os quais a TC não é uma opção. As sequências mais recentes, como as imagens ponderadas em difusão, têm mostrado resultados frutíferos na avaliação de lesões pancreáticas, utilizando uma análise quantitativa através do cálculo dos valores médios de ADC.

História:

A primeira descrição do pâncreas remonta a 300 a.C. por Herófilo de Calcedónia, considerado o pai da anatomia científica, e foi designado pâncreas (do grego pan-tudo e kreas: cílio ou carne) por Rufo de Éfeso em 100 d.C. O reconhecimento mais antigo do cancro do pâncreas data de 1679, quando Morgagni publicou uma série de cinco casos no Sepukhretum de Bonet (8). De acordo com Brunschwig, Trendelenburg foi provavelmente o primeiro a remover com sucesso um tumor sólido do pâncreas em 1882, sendo o tumor diagnosticado patologicamente como sarcoma de células fusiformes (9). A primeira duodenectomia pancreática em fase única documentada foi realizada por Whipple e Nelson em março de 1940 para uma lesão da cabeça do pâncreas. A taxa de mortalidade diminuiu de 21% para a pancreatoduodenectomia antes de 1970 para 0% depois de 1970, mas a taxa de sobrevivência durante 5 anos ou mais ainda se situa entre 5% e 8% (10).

Carga da doença:

O cancro do pâncreas é uma das neoplasias malignas mais mortíferas e foi a quarta principal causa de morte nos Estados Unidos da América em 2013 (11), sendo a taxa de incidência mais elevada nos países desenvolvidos. A taxa de incidência anual global do cancro do pâncreas é de aproximadamente 8/100 000 pessoas (12). Estima-se que tenham sido notificados 280 000 novos casos de cancro do pâncreas em todo o mundo, representando 2% de todos os novos casos de cancro (13). Nos países em desenvolvimento, como a Índia, a taxa de incidência do cancro do pâncreas aumentou, principalmente devido a alterações do estilo de vida e à rápida urbanização. Dhir V (1) referiu uma incidência de 0,5-2,4 por 1 000 000 de homens e de 0,2-1,8 por 1 000 000 de mulheres na Índia, com taxas mais elevadas observadas na população urbana masculina do oeste e do norte da Índia. A carga anual de cancro estimada em 2001 foi de 14 230. Um estudo multicêntrico recente que avaliou a pancreatite crónica em 1086 indivíduos encontrou uma taxa de incidência de tumores pancreáticos de cerca de 4% (2). Os homens têm 1,5 a 2 vezes mais probabilidades de serem afectados do que as mulheres (3).

Anatomia do pâncreas:

O pâncreas é um órgão retroperitoneal longo e glandular que desempenha uma série de funções endócrinas e exócrinas. Localiza-se obliquamente em frente e atrás do estômago, com uma superfície lisa, firme e lobulada, estende-se transversalmente ao hilo do baço e tem entre 12 e 15 cm de comprimento no adulto. O pâncreas está dividido em quatro áreas anatómicas: Cabeça, pescoço, corpo e cauda, e um lobo adicional, o processo uncinado. A cabeça do pâncreas situa-se na curvatura da segunda parte do duodeno.

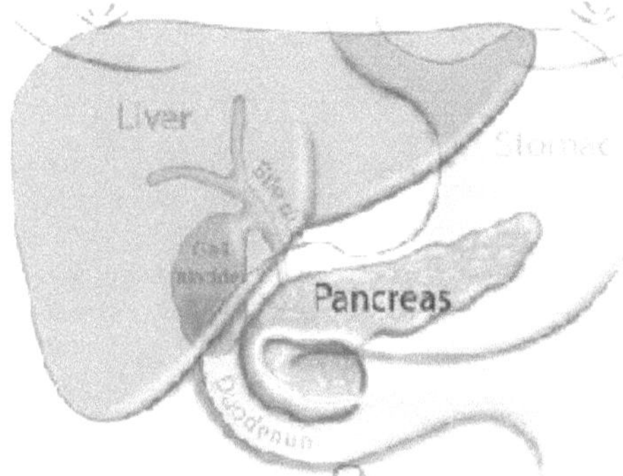

Figura 3.1: Visão geral do pâncreas normal com as estruturas circundantes.

Embriologia:

O botão pancreático ventral está localizado perto do ducto biliar e o botão pancreático dorsal está localizado no mesentério dorsal.

À medida que o duodeno gira, os dois brotos se fundem, com o broto ventral ficando abaixo e atrás do broto dorsal. O botão ventral forma o processo uncinado e a parte inferior da cabeça, bem como o resto do pâncreas a partir do botão dorsal.

O ducto de Wirsung origina-se do ducto pancreático dorsal. A parte proximal do ducto pancreático dorsal é obliterada ou permanece como um pequeno ducto conhecido como ducto pancreático acessório de Santorini. No terceiro mês de vida fetal, os ilhéus de Langerhans desenvolvem-se e estão espalhados por todo o pâncreas (14).

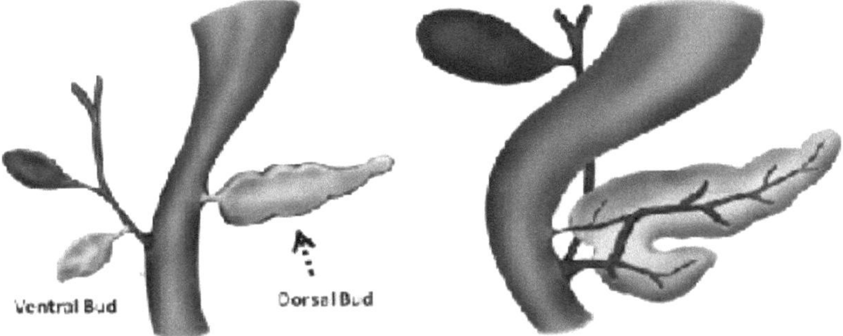

Figura 3.2: Mostra o desenvolvimento embriológico normal do pâncreas; os botões ventral e dorsal fundem-se para formar o pâncreas completo.

Cabeça:

A cabeça do pâncreas situa-se à frente da coluna vertebral e à sua direita. É a parte mais espessa e mais larga do pâncreas e situa-se no interior da curvatura do duodeno, que forma os bordos superior, duodenal e inferior. Entre a cabeça e o duodeno encontram-se as artérias pancreaticoduodenais superior e inferior. A superfície anterior da cabeça é coberta pelo peritoneu e está relacionada com a origem do mesocólon transverso. A superfície posterior da cabeça está ligada à veia cava inferior, à veia renal direita e à crista direita do diafragma.

Pescoço:

O colo do pâncreas tem cerca de 2 cm de largura. É frequentemente a parte mais anterior da glândula. É definido como a parte do pâncreas que se encontra à frente da veia porta. A parte inferior do colo situa-se em frente da veia mesentérica superior, imediatamente antes de a veia porta se juntar a ela. Isto é importante na cirurgia do cancro do pâncreas, uma vez que o envolvimento maligno destes vasos pode impossibilitar a ressecção. A superfície anterior do colo está coberta por peritoneu e encontra-se junto ao piloro, logo abaixo do forame epiploico. A artéria gastroduodenal e a artéria pancreaticoduodenal superior anterior originam-se na frente da glândula, na junção pescoço-cabeça.

Corpo:

É a parte mais longa da glândula e torna-se mais fina e menos larga em direção à cauda. Tem uma secção transversal ligeiramente triangular e é descrita como tendo três superfícies: ântero-superior, posterior e ântero-inferior.

Superfície ântero-superior: É coberta pelo peritoneu, que forma a camada anterior do omento maior. O saco menor separa-o do estômago.

Superfície ântero-inferior: Também é coberta por peritoneu, que está ligado ao mesocólon transverso. Esta parte situa-se na proximidade imediata da quarta parte do duodeno, da flexura DJ e do jejuno. A extremidade lateral do bordo inferior está próxima da flexura esplénica.

Superfície posterior: A superfície posterior do pâncreas não está coberta por tecido peritoneal. Situa-se em frente da aorta e da origem da AMS, da crossa esquerda do diafragma, da glândula suprarrenal esquerda e do rim esquerdo e dos vasos renais. Está também ligado à veia esplénica, que forma um sulco pouco profundo, e o bordo anterior do pâncreas separa as superfícies anteroinferior e anterossuperior. O mesocólon transverso diverge ao longo deste bordo.

O bordo superior está em relação à artéria celíaca, com a artéria hepática comum à direita e a artéria esplénica à esquerda.

O bordo inferior do pâncreas separa as superfícies posterior e anteroinferior. A veia mesentérica inferior junta-se aqui à veia esplénica e é um local muito importante para identificar a veia mesentérica inferior nas ressecções do cólon esquerdo.

Cauda:

A cauda do pâncreas situa-se entre as camadas do ligamento esplenorenal. Tem entre 1,5 e 3,5 cm de comprimento. Pode chegar até ao hilo esplénico, onde pode ser lesada durante uma esplenectomia. Os ramos esplénicos da artéria esplénica e da veia esplénica e as suas tributárias localizam-se na parte posterior do baço.

Processo uncinado:

O processo uncinado do pâncreas estende-se para dentro e para fora a partir da cabeça do pâncreas. Está embriologicamente separado do resto da glândula. Os vasos mesentéricos superiores correm anteriormente. A aorta situa-se posteriormente e o duodeno inferiormente. Os tumores do processo uncinado comprimem a terceira parte do duodeno devido à sua localização inferior (15,16).

Figura 3.3: Anatomia normal do ducto pancreático

MICROESTRUTURA:

É constituído por duas partes, a parte exócrina e a parte endócrina. O parênquima principal do pâncreas é exócrino, no qual estão inseridos os ilhéus pancreáticos.

Pâncreas exócrino:

O pâncreas exócrino é constituído por glândulas acinares ramificadas que estão rodeadas por tecido conjuntivo fino e frouxo e são incompletamente lobuladas. É

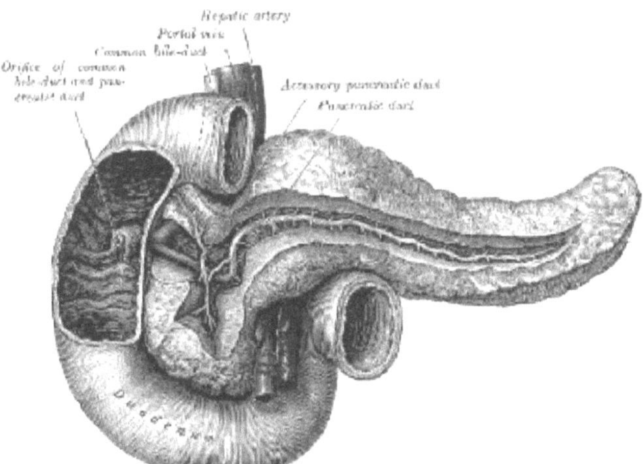

constituído por células secretoras piramidais que estão principalmente dispostas em bolas esféricas ou ácinos. Um ducto intralobular intercalado estreito surge de cada acinus secretor, que é inicialmente revestido por células centroacinares achatadas ou cuboidais.

Estes pequenos ductos formam ligações ramificadas entre os ácinos vizinhos, nos quais são segregados enzimas digestivas e bicarbonatos.

Pâncreas endócrino:

O pâncreas endócrino é constituído por ilhéus de Langerhans, que são compostos por aglomerados de células esféricas ou elipsoidais inseridas no tecido exócrino. O pâncreas humano pode conter mais de um milhão de ilhéus, a maioria dos quais se encontra na cauda. As hormonas são produzidas nos ilhéus de Langerhans, que se encontram dispersos por todo o pâncreas e são constituídos por cinco subtipos de células: a (glucagon), P (insulina), 5 (somatostatina), e (grelina) e células PP, que segregam hormonas polipeptídicas pancreáticas (17).

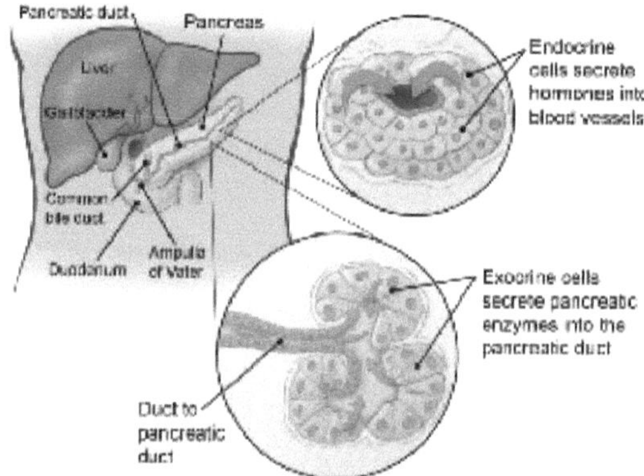

Figura 3.4: Ilustração das partes exócrina e endócrina do pâncreas

Fornecimento arterial:

O pâncreas é irrigado com sangue através de vários ramos que se originam do tronco celíaco e da artéria mesentérica superior e formam arcadas arteriais no corpo e na cauda do pâncreas.

A artéria esplénica e a artéria hepática comum têm origem no tronco celíaco. A artéria dorsal e a artéria pancreática maior ramificam-se a partir da artéria esplénica, enquanto a artéria gastroduodenal se ramifica a partir da artéria hepática comum e depois divide-se à volta da cabeça do pâncreas num ramo anterior e num ramo posterior da artéria pancreaticoduodenal superior, que formam uma anastomose com os ramos anterior e posterior da artéria pancreaticoduodenal inferior, que por sua vez são ramos da artéria mesentérica superior

A infiltração tumoral destes grandes vasos é particularmente importante para determinar a ressecabilidade e o prognóstico. Os grandes vasos estão anatomicamente rodeados por muitos sistemas neurais, incluindo o plexo nervoso extrapancreático à volta da AMS, e a invasão destes elementos neurais também influencia o prognóstico

Drenagem venosa:

A drenagem venosa do pâncreas flui principalmente para o sistema da veia porta, com a cabeça e o pescoço a drenarem principalmente através das veias pancreaticoduodenais superior e inferior, enquanto o corpo e a cauda drenam para a veia esplénica.

Drenagem linfática

O pâncreas é drenado por vários grupos de gânglios linfáticos. O corpo e a cauda drenam principalmente para os gânglios pancreático-esplénicos, enquanto a cabeça e o pescoço drenam mais para os gânglios ao longo da artéria mesentérica superior, da artéria hepática e da artéria pancreaticoduodenal.

Inervação nervosa:

O pâncreas é inervado pelas fibras simpáticas e parassimpáticas do sistema nervoso autónomo.

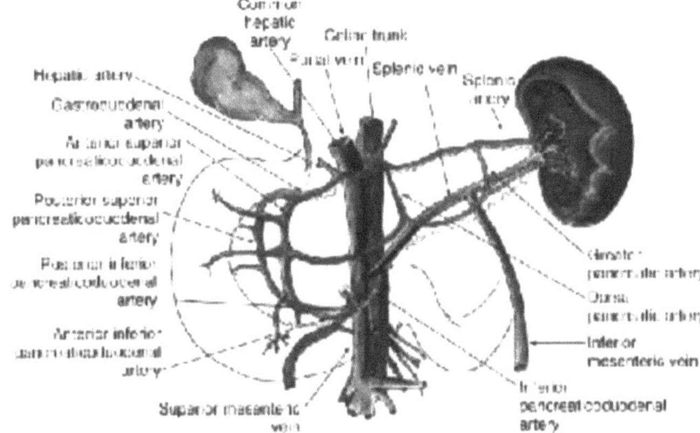

Figura 3.5: Ilustração da relação arterial e venosa normal com o pâncreas

Factores de risco para o carcinoma pancreático:

Factores ambientais:

Fumar cigarros:

O tabagismo é um dos mais fortes factores ambientais conhecidos como causa de cancro do pâncreas. É provável que os agentes cancerígenos do fumo do tabaco entrem no pâncreas através da corrente sanguínea, depois de terem sido absorvidos pelos pulmões ou pelo trato respiratório superior e digestivo, ou, nos doentes que consomem tabaco por via oral, diretamente após refluxo para o sistema de ductos pancreáticos a partir do duodeno. O risco aumenta com a duração do consumo de tabaco e com o número de cigarros fumados, mas pode voltar a normalizar-se após 10 anos. O fumo do cigarro contém mais de 50 agentes cancerígenos, dos quais os mais importantes são as nitrosaminas, que promovem o crescimento dos tumores através de várias vias, incluindo a ativação do oncogene k-ras, e provocam inflamação no pâncreas. Pensa-se que estão na origem de 15 a 25% dos cancros do pâncreas, com um risco relativo de 1,5 a 3 nos fumadores em comparação com os não fumadores (18-20).

Dieta:

O aumento do teor calórico da dieta está associado a vários tipos de cancro, incluindo o cancro do pâncreas. Suspeita-se que o teor de gordura da dieta, em particular, seja um fator de risco. O aumento do consumo de fruta e legumes pode reduzir o risco de cancro do pâncreas (12, 19-21).

Devido ao meu trabalho:

A exposição a vários agentes cancerígenos, como os hidrocarbonetos clorados, o formaldeído, os pesticidas e os organoclorados, pode levar a um aumento do risco de cancro do pâncreas. No entanto, a contribuição deste fator de risco não excede os 5 % (22).

Condições pré-existentes e risco de cancro do pâncreas

Pancreatite crónica:

Todos os tipos de pancreatite crónica (alcoólica, não alcoólica, hereditária, tropical) têm sido associados ao desenvolvimento subsequente de cancro do pâncreas. No caso de pancreatite crónica alcoólica e não alcoólica pré-existente, o risco de cancro do pâncreas é cerca de 10 a 20 vezes superior. O risco é significativamente mais elevado na pancreatite tropical e hereditária, provavelmente porque a doença começa normalmente numa idade jovem. O risco cumulativo de desenvolver cancro do pâncreas em doentes com pancreatite hereditária é de cerca de 30-40%, o que é mais elevado do que qualquer outro fator causal conhecido.

A pancreatite crónica resulta frequentemente do consumo crónico e excessivo de álcool ou da obstrução das vias biliares. O consumo excessivo de álcool, definido como 3 ou mais bebidas alcoólicas por dia, tem um risco relativo ligeiramente aumentado de 1,2. Menos de 5% dos doentes com pancreatite crónica não hereditária acabam por desenvolver cancro do pâncreas. Pensa-se que a inflamação crónica ativa os macrófagos, que produzem citocinas que induzem a proliferação celular e a angiogénese e inibem a apoptose (12, 19-26).

Pancreatite hereditária - Causada por uma mutação no PRSS1 na forma autossómica dominante, que leva à ativação prematura da tripsina, ou por uma mutação no SPINK 1 ou no CFTR na forma autossómica recessiva. A fibrose quística afecta o trato digestivo, incluindo o pâncreas (12,20,27,28).

Obesidade:

Definido como um índice de massa corporal igual ou superior a 30, pode levar a um risco 1,2 a 1,7 vezes maior, que pode ser ainda mais elevado em pessoas com obesidade grave. Esta associação pode dever-se ao aumento da circulação da insulina e dos factores de crescimento da insulina, a níveis mais baixos de citocinas anti-inflamatórias e a um estado inflamatório crónico de baixo grau em todo o corpo nas pessoas obesas. Em alguns estudos, a atividade física tem sido associada a um menor risco de cancro do pâncreas (28).

Diabetes mellitus:

A diabetes tipo 2 pode ser tanto um sinal precoce de cancro do pâncreas como um

fator de risco. Pensa-se que o cancro do pâncreas conduz à diabetes devido à destruição das glândulas que leva à redução da produção de insulina; no entanto, a presença de diabetes não parece estar correlacionada com o tamanho ou o estádio do tumor. Pensa-se que a diabetes a longo prazo aumenta o risco de cancro do pâncreas, uma vez que o aumento da secreção de insulina e de factores de crescimento semelhantes à insulina promove o crescimento celular e o aumento do estado inflamatório conduz a citocinas pró-inflamatórias que contribuem para a angiogénese e a tumorigénese. Estudos demonstraram que 55% a 85% dos doentes com cancro do pâncreas foram diagnosticados com intolerância à glicose ou diabetes ao mesmo tempo ou nos dois anos anteriores ao diagnóstico de cancro. No entanto, dada a incidência muito elevada de diabetes na população, o risco relativo de desenvolver cancro do pâncreas é apenas 1,3 a 2,6 vezes superior, independentemente da obesidade (30).

Doenças hereditárias:

O cancro do pâncreas familiar é definido como dois ou mais familiares de primeiro grau que sofrem da doença. Se um parente de primeiro grau tiver cancro do pâncreas, o risco aumenta três vezes; se dois parentes de primeiro grau tiverem a doença, o risco aumenta 4 a 6,4 vezes; e se três ou mais parentes de primeiro grau tiverem a doença, o risco aumenta 14 a 32 vezes.As doenças hereditárias que aumentam o risco de cancro do pâncreas incluem: Cancro pancreático familiar (4q32-34), cancro colorrectal hereditário sem polipose (cromossoma 2, 3), síndrome de Von Hippel-Lindau (3p25), polipose adenomatosa familiar (5q12-21), pancreatite hereditária (7q35), síndrome do melanoma maligno atípico familiar (9p21), BRCA2 (cromossoma 13), síndrome de Peutz-Jeghers (19p), fibrose cística (7q31), ataxia-telangiectasia (11q), síndrome de Li-Fraumeni (17p13.1) e anemia de Fanconi (vários cromossomas, incluindo 3p22-26, 9p13, 9q22.3, 16q24.3) (24,30,31).

Patologia:

O pâncreas é constituído principalmente por dois componentes - a parte endócrina, que forma o ilhéu de Langerhans, e a parte exócrina, que inclui as células acinares que produzem e segregam enzimas digestivas na sua forma inativa, as células cuboidais que revestem os ductos mais pequenos e as células colunares produtoras de mucina que revestem os ductos maiores que transportam estas enzimas para o duodeno. O estroma é formado por fibroblastos, células estreladas pancreáticas, células endoteliais, nervos e células inflamatórias que envolvem os componentes exócrinos e endócrinos (17, 32).

Mais de 95 % das neoplasias malignas do pâncreas têm origem nos elementos exócrinos da glândula (células ductais e acinares) e apresentam características que correspondem ao adenocarcinoma. As neoplasias endócrinas representam apenas 1 a 2 % dos tumores pancreáticos. Os tumores malignos pancreáticos não epiteliais são extremamente raros (33). A classificação da OMS do carcinoma pancreático para a porção exócrina é amplamente utilizada (34).

Os tumores com origem no componente exócrino podem ser divididos em três categorias principais com base nas células a partir das quais surgem: 1) tumores epiteliais, 2) tumores não epiteliais e 3) tumores secundários.

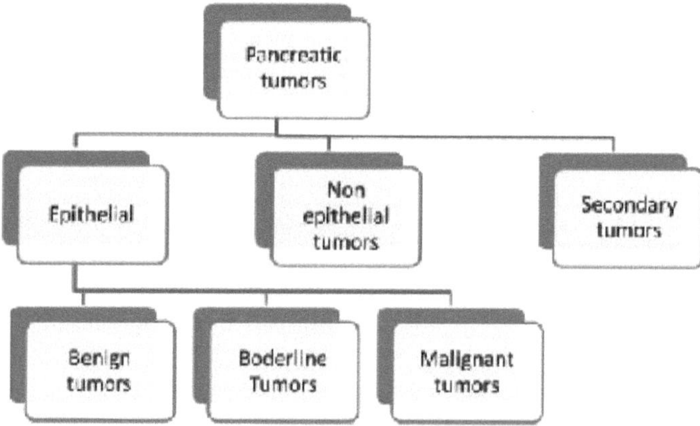

Quadro 3.1: Classificação da OMS para os tumores pancreáticos (32)

Benign tumors:	**Borderline tumors:**
• Serous cystadenoma • Mucinous cystadenoma • Intraductal papillary-mucinous adenoma	• Mucinous cystic neoplasm with moderate dysplasia • Intraductal papillary-mucinous neoplasm with moderate dysplasia • Solid-pseudopapillary neoplasm

Quadro 3.2: Classificação dos tumores pancreáticos benignos e limítrofes (32)

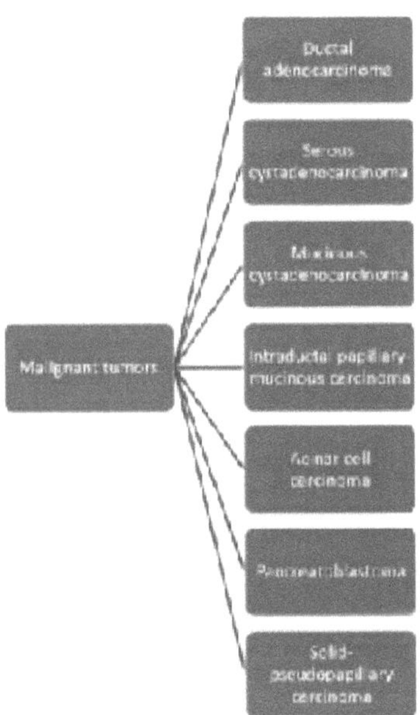

Quadro 3.3: Classificação dos tumores pancreáticos malignos (32)

O adenocarcinoma ductal representa 85 % a 90 % dos tumores pancreáticos. 60 % a 70 % destes tumores estão localizados na cabeça da glândula, 5 % a 10 % no corpo e 10 % a 15 % na cauda (33,34). O adenocarcinoma tubular é a histologia mais comum; o carcinoma adenoescamoso, o carcinoma coloide, o carcinoma hepatóide, o carcinoma medular, o carcinoma de células em anel de sinete, o carcinoma indiferenciado e o carcinoma indiferenciado com células gigantes semelhantes a osteoclastos são variantes menos comuns. As neoplasias malignas pancreáticas menos comuns incluem 1% a 2% de cistadenomas serosos, 1% a 2% de cistadenomas mucinosos, 3% a 5% de neoplasias mucinosas papilares intraductais, 1% a 2% de carcinomas de células acinares, menos de 1% de pancreatoblastomas, 3% a 4% de neoplasias endócrinas pancreáticas e 1% a 2% de neoplasias pseudopapilares sólidas (28, 32, 35-37).As lesões da cabeça do pâncreas aparecem precocemente devido a sintomas obstrutivos causados pela obstrução do ducto biliar comum, ao contrário das massas do corpo e da cauda, que aparecem tardiamente. As alterações observadas no parênquima pancreático incluem a dilatação dos ductos e a atrofia do parênquima. Uma forte reação desmoplásica é responsável pela consistência dura à inspeção. A extensão extrapancreática dos tumores da cabeça para o tecido retroperitoneal pode levar à invasão da veia porta ou dos vasos e nervos mesentéricos superiores. A extensão extrapancreática dos tumores distais leva à invasão do baço, do estômago, da flexura esplénica do cólon ou da glândula suprarrenal esquerda. Em fases avançadas da doença, as metástases ocorrem frequentemente nos gânglios linfáticos, no fígado e no peritoneu; os pulmões, a pleura e os ossos são menos frequentemente afectados (38). Entre os mais conhecidos estão MUC1, MUC3 e MUC4, CEA, CA 19-9, DuPan 2 e CA 125 (33). São úteis para distinguir as alterações ductais neoplásicas das não neoplásicas e para diferenciar os tumores ductais dos acinares ou neuroendócrinos. A sua principal desvantagem é o facto de não conseguirem distinguir entre tumores de origem pancreática e extrapancreática (33).

Patologia molecular

O desenvolvimento de tumores no pâncreas é um processo complexo em que as mutações genéticas e um microambiente inflamatório extracelular alterado levam ao desenvolvimento de um tumor pancreático. Uma lesão pré-maligna, ou seja, uma neoplasia intra-epitelial do pâncreas, pode evoluir gradualmente para uma lesão maciça. Os principais oncogenes que podem estar envolvidos são o KRAS2, o CDKN2A, o TP53 e o SMAD4. Isto afecta principalmente as cinco vias de sinalização, incluindo a apoptose, a reparação de danos no ADN, a progressão do ciclo celular na fase G1/S, a adesão célula-célula e a invasão (39).

Distribuição

Quando o cancro do pâncreas é invasivo, pode apresentar invasão local ou metástases à distância através de invasão perineural, linfática ou vascular.

A invasão local direta ocorre frequentemente em estruturas circundantes, como o estômago, o duodeno, o fígado, o ducto biliar, a vesícula biliar, o baço, a veia mesentérica superior (SMV), a artéria mesentérica superior (SMA) e outras artérias, veias e gânglios linfáticos circundantes.

A invasão perineural na região da cabeça afecta o gânglio mesentérico superior e na região do corpo e da cauda o plexo celíaco e o baço. Uma invasão perineural é uma indicação de um mau prognóstico devido a uma

Adenocarcinoma ductal:

São carcinomas que surgem do epitélio ductal do pâncreas, que produz mucina e tem um padrão caraterístico de citoqueratina. Ocorrem mais frequentemente em adultos. Os adenocarcinomas ductais e as suas variantes são o tumor pancreático mais comum e representam 85-90% de todos os tumores pancreáticos (38,50,51). Cerca de 80% dos casos ocorrem no grupo etário dos 60-80 anos, enquanto a doença é rara no grupo etário abaixo dos 40 anos (38). A incidência é mais elevada nos homens do que nas mulheres. O tabagismo, a pancreatite crónica, a cirurgia gástrica prévia, a exposição profissional a produtos químicos como os hidrocarbonetos clorados, a exposição a radiações e a diabetes mellitus também têm sido associados ao desenvolvimento do cancro do pâncreas (52). 60-70% dos adenocarcinomas ductais pancreáticos encontram-se na cabeça da glândula, ocorrendo os restantes no corpo e/ou na cauda. Os adenocarcinomas ductais são massas firmes e mal definidas com superfícies de corte de aspeto amarelo a branco. A hemorragia e a necrose são pouco frequentes. As células do adenocarcinoma ductal são caracterizadas por grânulos de mucina no citoplasma apical, microvilosidades irregulares na superfície luminal e uma disposição polarizada de núcleos de diferentes tamanhos no exame microscópico. As variantes do adenocarcinoma ductal incluem o carcinoma adenoescamoso e o carcinoma indiferenciado, incluindo o tumor de células gigantes tipo osteoclastos, o adenocarcinoma mucinoso não cístico e o carcinoma de células em anel de sinete (53). A recorrência local é um fator importante para a sobrevivência após a ressecção. A sobrevivência é mais longa em doentes com carcinomas confinados ao pâncreas e com menos de 3 cm de diâmetro (aproximadamente 17-29 meses) do que em doentes com lesões maiores que se disseminam retroperitonealmente (aproximadamente 6-15 meses) (54). As recidivas locais ocorrem mais frequentemente no tecido em redor dos grandes vasos mesentéricos.

Neoplasias císticas serosas do pâncreas:

Trata-se de neoplasias constituídas por células epiteliais ductais ricas em glicogénio que produzem um líquido aquoso semelhante ao soro. São maioritariamente cistadenomas serosos benignos e só raramente cistadenocarcinomas serosos malignos.

Adenoma microcítico seroso: Trata-se de uma neoplasia benigna composta por numerosos pequenos quistos revestidos por células epiteliais cuboidais uniformes, ricas em glicogénio, em torno de uma cicatriz estrelada central. Trata-se de um tumor raro, com uma incidência de cerca de 1 a 2 % de todos os tumores pancreáticos exócrinos (55). A idade média de apresentação situa-se entre os 34 e os 91 anos, com uma predominância de cerca de 70 % de mulheres (38). As neoplasias ocorrem mais frequentemente no corpo ou na cauda (50-75%) e são menos comuns na cabeça (56, 57). Foi observada uma associação com a doença de Von Hippel-Lindau. Um terço dos tumores é descoberto incidentalmente, enquanto os restantes se apresentam com queixas de efeito de massa. Ao exame macroscópico, a lesão é bem demarcada e tem uma margem saliente que se assemelha a uma esponja na superfície de corte com múltiplos quistos minúsculos que contêm líquido seroso e têm um aspeto de favo de mel. A parede do quisto é revestida por uma única camada de células cuboidais ou epitélio escamoso achatado. Devido ao elevado teor de glicogénio intracitoplasmático, são positivos no teste periódico de ácido-Schiff sem digestão com diastase.

Cistoadenocarcinoma seroso: Neoplasia epitelial cística maligna constituída predominantemente por células ricas em glicogénio. Estes tumores são raros e representam menos de 3% dos casos conhecidos (58, 59). Estes tumores tendem a infiltrar-se localmente. O seu crescimento é lento e a cirurgia paliativa é útil.

Estas neoplasias epiteliais císticas ocorrem quase exclusivamente em mulheres. Estes tumores não têm qualquer ligação ao sistema ductal pancreático e são constituídos por epitélio colunar produtor de mucina suportado por um estroma de tipo ovárico. Subdividem-se ainda em adenomas, tumores borderline (malignos de baixo grau) e carcinomas não invasivos ou invasivos. São geralmente raros, representam cerca de 2-5% de todos os tumores exócrinos e ocorrem no grupo etário dos 20-82 anos (38,59). Foi levantada a hipótese de que o estroma ovárico ectópico que cresceu para o pâncreas, o ducto biliar ou o retroperitoneu durante a embriogénese pode libertar hormonas e factores de crescimento que induzem o epitélio próximo a proliferar e a formar tumores quísticos (60). A maioria dos tumores da mucosa ocorre na região do corpo e da cauda, sendo a cabeça afetada com menos frequência (59, 60). Os pequenos tumores são geralmente descobertos por acaso. A associação com diabetes mellitus é relativamente comum, enquanto a iterícia é rara (38). Ao exame macroscópico, o tumor apresenta-se como uma massa redonda com uma superfície lisa e uma pseudocápsula fibrosa com calcificações frequentes. O tamanho do tumor varia entre 2-35 cm na sua maior extensão. As superfícies de corte mostram um tumor unilocular ou multilocular com espaços quísticos contendo mucina espessa ou uma mistura de mucina e material necrótico hemorrágico. Por vezes, são observadas saliências papilares ou um nódulo mural na superfície interna, o que é mais comum em tumores malignos (60).

Neoplasias mucinosas papilares intraductais do pâncreas:

São tumores que surgem das células epiteliais papilares secretoras de mucina do ducto pancreático principal ou dos seus ramos principais. Subdividem-se ainda em lesões benignas, borderline e malignas, não invasivas ou invasivas. A sua incidência é baixa, representando 1-3% de todos os tumores exócrinos (55,62). [th]Os IPMNs ocorrem frequentemente no grupo etário dos 30-94 anos, com uma idade média de 6-7 anos ( ) (63,64). Estes tumores com hipersecreção de mucina conduzem frequentemente à dilatação dos ductos e a pancreatite obstrutiva crónica. Os IPMNs são considerados lesões pancreáticas pré-malignas em que um único tumor tem áreas que variam de hiperplasia a carcinoma. A maioria destas neoplasias ocorre no ducto pancreático principal e nos seus ramos na cabeça do pâncreas (38), apresentando geralmente uma massa quística única ou envolvimento segmentar do ducto, mas também foi descrito o envolvimento difuso do pâncreas. O tratamento adequado do IPMN requer a ressecção cirúrgica para aliviar os sintomas e evitar a progressão. É necessário um exame intra-operatório de secção congelada para excluir a malignidade da margem do tumor. O prognóstico após a ressecção de um NMPI é excelente, com uma taxa de sobrevivência de 5 anos específica da doença de cerca de 75 %. Uma elevada taxa de recorrência está associada a histologia invasiva, metástases linfáticas, invasão linfática, invasão perineural e margens positivas (65).

Neoplasia pseudopapilar sólida:

Trata-se de uma neoplasia rara do pâncreas que foi descrita pela primeira vez em 1934. É uma neoplasia benigna que se manifesta predominantemente em mulheres jovens e é constituída por células monomórficas que formam estruturas sólidas e pseudopapilares e apresentam frequentemente alterações hemorrágico-císticas. A incidência é de cerca de 1-2% de todos os tumores pancreáticos exócrinos (55, 65). Ocorre predominantemente em raparigas adolescentes e mulheres jovens (38). A etiologia é desconhecida, a distribuição marcante por sexo e idade sugere factores genéticos e hormonais, mas não existem relatos que sugiram uma associação com doenças endócrinas. Não existe uma localização preferencial no pâncreas (55). A apresentação clínica mais comum é a dor abdominal, sendo a segunda mais comum uma grande massa abdominal palpada à palpação. Aproximadamente 60% dos tumores estão localizados no corpo e na cauda do pâncreas. Os tumores podem ser bastante grandes na apresentação, com 34% dos doentes a apresentarem massas com mais de 10 cm de diâmetro. A maioria dos tumores pseudopapilares sólidos são benignos, mas são considerados lesões de potencial maligno incerto. A ressecção completa é o tratamento de eleição com uma taxa de sobrevivência de 5 anos de 100% (66,67).

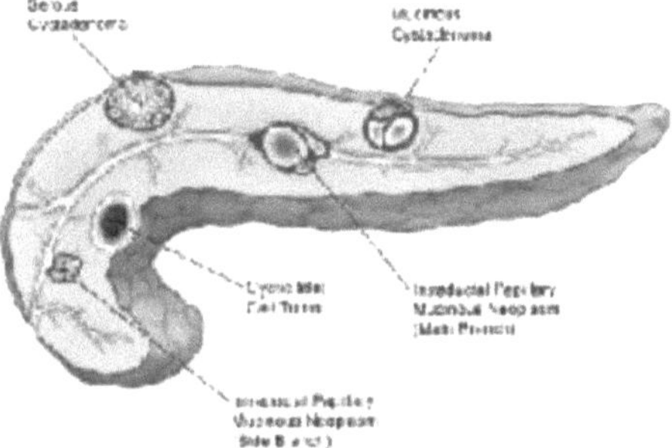

Figura 3.6: Lesões quísticas do pâncreas

OUTROS TUMORES PANCREÁTICOS:

Outros tumores não endócrinos raros do pâncreas incluem os carcinomas de células acinares, os linfomas e os sarcomas (51). Os carcinomas de células acinares são extremamente raros,

que representam 1 a 2 % dos tumores pancreáticos. Os carcinomas de células acinares são considerados um tumor maligno agressivo e as metástases hepáticas ocorrem em 50% dos casos. No entanto, o prognóstico é melhor em comparação com o adenocarcinoma ductal. A taxa de sobrevivência a 5 anos foi de 22% para os doentes com doença irressecável e de 72% para os doentes com doença ressecável (66,68). O linfoma pancreático primário representa menos de 0,7% de todas as malignidades pancreáticas, enquanto o linfoma não-Hodgkin com envolvimento pancreático secundário é mais comum. Os doentes com linfoma pancreático primário não apresentam linfadenopatia periférica ou mediastínica, não têm envolvimento do fígado ou do baço e têm uma contagem normal de leucócitos (69).

Estadiamento dos tumores pancreáticos exócrinos:

Os tumores pancreáticos são classificados de acordo com a classificação TNM da seguinte forma,

T Preparação:

Aproximadamente 90 % dos tumores pancreáticos aparecem como massas focais, enquanto os restantes aparecem como lesões difusas e mal definidas. O adenocarcinoma pancreático aparece como uma massa hipoatenuante na fase pancreática devido à reação desmoplásica e à vascularização reduzida. Os estádios T1 e T2 baseiam-se no tamanho do tumor. O estádio T3 é definido como a extensão para os tecidos moles peripancreáticos sem invasão do estômago, do cólon, do eixo celíaco ou da AMS, e o estádio T4 como um tumor com extensão para o estômago, o cólon, o eixo celíaco ou a AMS.

Tabela 3.4: Estadiamento T dos tumores exócrinos do pancreas

Primary Tumor (T)
TX: Primary tumor cannot be assessed
T0: No evidence of primary tumor
Tis: Carcinoma in situ
T1: Tumor limited to the pancreas, 2 cm or less in greatest dimension
T2: Tumor limited to the pancreas, more than 2 cm in greatest dimension
T3: Tumor extends directly into any of the following: duodenum, bile duct, peripancreatic tissues*
T4: Tumor extends directly into any of the following: stomach, spleen, colon, adjacent large vessels**

Quadro 3.5

*Peripancreatic tissues include	**Adjacent large vessels are
• Retroperitoneal fat (retroperitoneal soft tissue or retroperitoneal space), • Mesentery , • Mesocolon, • Greater and lesser omentum and peritoneum.	• Portal vein, • Coeliac artery, • Superior mesenteric and • Common hepatic arteries and veins (Not splenic vessels).

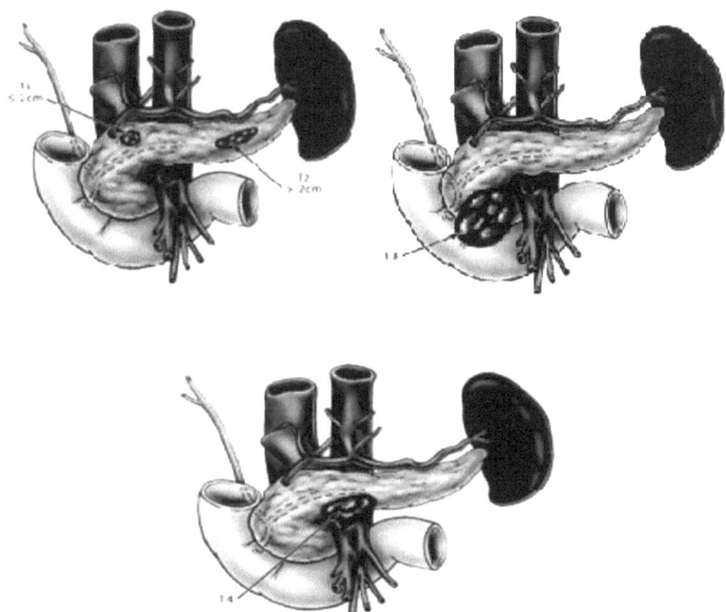

Figura 3.7: Estadiamento T do carcinoma pancreático

N Preparação:

A classificação da distribuição dos gânglios linfáticos baseia-se no nome (American

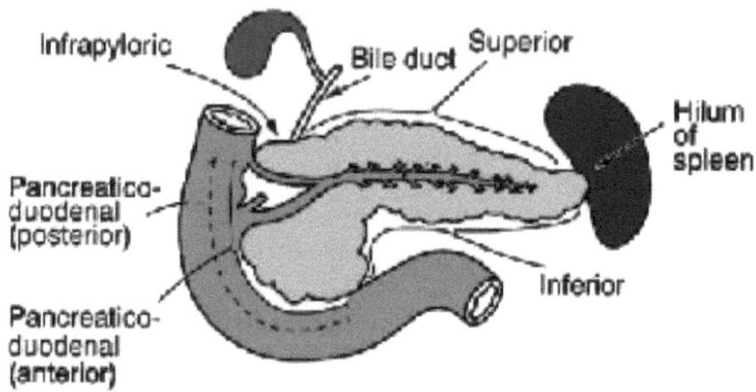

Figura 3.8: Distribuição dos gânglios linfáticos de acordo com a classificação AJCC

Quadro 3.6: Estadiamento nodal dos tumores exócrinos do pâncreas

Regional Lymph Nodes (N)
NX Regional lymph nodes cannot be assessed
N0 No regional lymph node metastasis
N1 Regional lymph node metastasis
N1a Metastasis in a single regional lymph node
N1b Metastasis in multiple regional lymph nodes

Quadro 3.7: Classificação nodal segundo o American Joint Committee on Cancer

Nodal Classification: American Joint Committee on Cancer (AJCC-UICC)
Anterior group: Anterior Pancreaticoduodenal, Pyloric, And Proximal Mesenteric group
Posterior group: Posterior Pancreaticoduodenal, Common Bile Duct, And Proximal Mesenteric Group
Superior group: Superior to the body and head of the pancreas
Inferior group: Inferior to the body and head of the pancreas

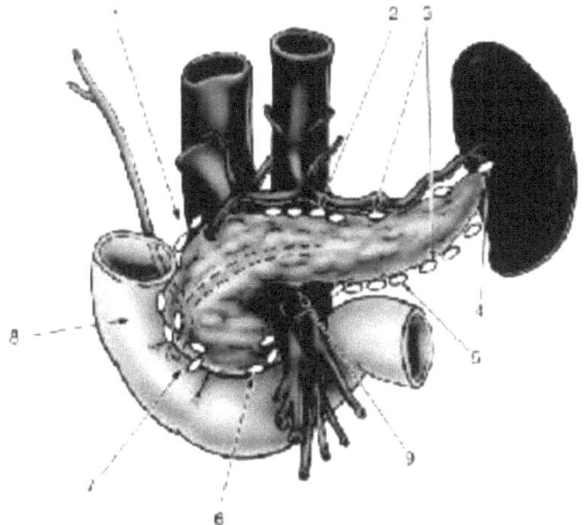

Figura 3.9: Várias estações de linfonodos: 1, acima da cabeça do pâncreas; 2, acima do corpo do pâncreas; 3, perto da cauda do pâncreas; 4, hilo esplénico; 5, pancreaticoduodenal anterior; 6, abaixo da cabeça do pâncreas e do corpo do pâncreas; 7, perto do ducto biliar comum; 8, perto do sulco pancreaticoduodenal e do piloro; e 9, nódulos mesentéricos proximais

M Encenação:

O fígado é o local mais comum de metástases, seguido da cavidade abdominal e das metástases pulmonares. As metástases cerebrais e esqueléticas são raras e pouco frequentes. A TC tem uma capacidade limitada para detetar pequenas metástases hepáticas e depósitos peritoneais; no entanto, a presença de metástases impede a ressecção cirúrgica do doente. A carcinomatose peritoneal é comum em doentes com adenocarcinoma avançado do pâncreas. Os achados de TC da carcinomatose peritoneal incluem ascite, espessamento peritoneal e realce pelo contraste, espessamento nodular da parede intestinal representando implantes serosos e infiltração de tecidos moles do omento. A TC de rastreio dos pulmões não é realizada por rotina.

é recomendado para o exame pré-operatório de doentes com carcinoma pancreático, uma vez que as metástases pulmonares são raras.

Table 3.8: Estadiamento M dos tumores exócrinos do pâncreas

Distant Metastasis (M)
MX Distant metastasis cannot be assessed
M0 No distant metastasis
MI Distant metastasis

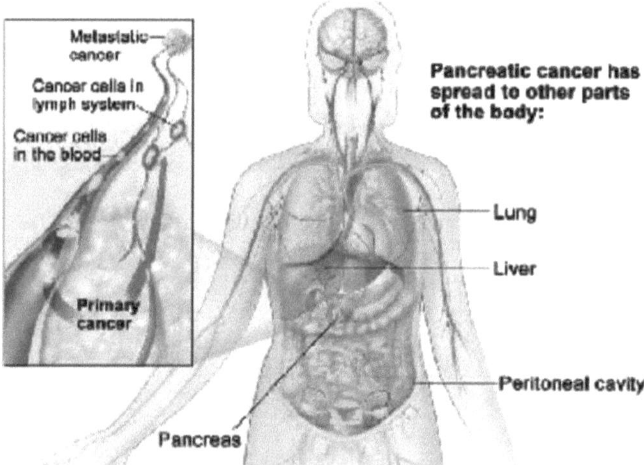

Figura 3.10: Mostra a localização frequente das metástases

Tumores endócrinos do pâncreas:

Os tumores endócrinos do pâncreas são essencialmente tumores bem diferenciados, constituídos por células que se assemelham às células normais dos ilhéus. Dependendo dos sintomas clínicos associados, são classificados como funcionais ou não funcionais. Foram descritos em 1902 por

Nicholls, que descobriu o tumor incidentalmente na autópsia (70). Os tumores com menos de 0,5 cm são definidos como microadenomas, e os tumores maiores são classificados como tumores endócrinos bem ou mal diferenciados. Estes representam 1 a 2% de todas as neoplasias pancreáticas (33).

Tabela 3.9: Tumores endócrinos do pâncreas

Endocrine tumors of pancreas:
• Insulinoma
• Gastrinoma
• Glucagonoma
• Vipoma
• Somatostatinoma

Insulinoma

Os insulinomas são o tumor endócrino funcionante mais comum e representam até 40% de todos os tumores endócrinos (33). Estes tumores ocorrem geralmente mais cedo e são mais pequenos do que outros tumores endócrinos funcionantes e não funcionantes. Os insulinomas são geralmente esporádicos, mas representam 10-30% dos tumores funcionantes em doentes com MEN1 e também foram observados na neurofibromatose 1. Existe uma ligeira prevalência nas mulheres (33). Têm o melhor prognóstico entre os tumores funcionantes e não funcionantes. Os doentes apresentam uma tríade clássica de sintomas, incluindo hipoglicemia, glicemia baixa e alívio dos sintomas através da administração de glicose, conhecida como a tríade de Whipple. Um nível baixo de glicose sérica em jejum em conjunto com um nível elevado de insulina sérica e um nível elevado de péptido C sérico ajuda a confirmar o diagnóstico. Os insulinomas são normalmente pequenos aquando do diagnóstico, sendo que 90% dos tumores têm menos de 2 cm.

de diâmetro e 40 % mais pequenos do que 1 cm (71). Estes tumores ocorrem normalmente como uma lesão única, mas são observados tumores múltiplos em 2-10% dos doentes, frequentemente em doentes com

MEN1.

Gastrinom:

Zollinger e Ellison relataram pela primeira vez uma tríade de uma úlcera gástrica de localização invulgar com hipersecreção de ácido gástrico e um tumor endócrino do pâncreas em 1955 (72). São os segundos tumores endócrinos mais comuns do pâncreas, com uma taxa de incidência de cerca de metade da dos insulinomas. [th]Ocorrem geralmente na 5ª década, com uma ligeira preponderância do sexo masculino. São o tumor endócrino mais comum na MEN1 - cerca de 20-25%. Os gastrinomas surgem frequentemente no triângulo do gastrinoma, uma área delimitada pelas junções do ducto cístico e do ducto biliar superior, a segunda e terceira partes do duodeno inferior e o colo e corpo do pâncreas medialmente. Níveis elevados de gastrina causam hipersecreção de ácido gástrico, o que leva a úlceras gástricas. Outros sintomas incluem diarreia, dor epigástrica, perda de peso e esofagite. Surgem mais frequentemente na cabeça do pâncreas e têm um diâmetro médio de 3-4 cm (73).

Glucagonoma:

Os glucagonomas são o terceiro tumor endócrino funcional mais comum. Em 1942, Becker et al. relataram pela primeira vez o caso de um doente com dermatite eritematosa, intolerância à glucose, anemia e glossite, que na autópsia se descobriu ser portador de um tumor endócrino do pâncreas. Ocorre mais frequentemente no grupo etário dos 40-60 anos, com predomínio do género (74). Estes tumores ocorrem quase sempre de forma esporádica, raramente em associação com MEN1. A maioria dos glucagonomas tem potencial maligno. A síndrome do glucagonoma caracteriza-se por dermatite, diabetes, trombose venosa profunda e depressão. Um nível sérico elevado de glucagon, que normalmente é 10 a 20 vezes superior ao valor normal, confirma a presença de um glucagonoma. Estes tumores desenvolvem-se normalmente na zona do corpo e da cauda do pâncreas. Cerca de 50-60% dos doentes têm uma metástase hepática na altura da apresentação (71).

Vipoma:

Os vipomas são tumores endócrinos funcionais raros do pâncreas. Em 1958, Verner e Morrison descreveram pela primeira vez dois doentes que morreram de diarreia aquosa profusa e hipocaliémia e que, na autópsia, se descobriu que tinham um tumor pancreático (75). Em 1973, o VIP foi proposto como o agente causador desta síndrome (76). O péptido intestinal vasoativo ou VIP actua sobre o monofosfato de adenosina cíclico no epitélio intestinal para inibir a absorção de água e electrólitos e estimular a sua secreção para o lúmen. [th]Ocorrem geralmente na década de 5-6, com igual distribuição por sexo, e raramente estão associados a MEN1. Os vipomas estão associados à síndrome de Verner-Morrison e à síndrome WDHA (diarreia aquosa, hipocaliémia, acloridria). Um nível sérico elevado de VIP em jejum >100 pg/ml é altamente específico para um vipoma. Estes tumores ocorrem mais frequentemente na cauda do pâncreas. As lesões maiores apresentam alterações císticas e calcificações. Cerca de 60-80% apresentam um comportamento maligno com metástases no momento da apresentação (77).

Somatostatinoma:

Os somatostatinomas representam menos de 2 % de todos os tumores endócrinos bem diferenciados do pâncreas. Larsson et al. descreveram um somatostatinoma numa mulher de 55 anos com dor abdominal, diarreia e tolerância à glucose diminuída (78). A idade média é de 50 anos, com uma distribuição equilibrada entre os géneros. Ocorrem mais frequentemente na cabeça do pâncreas ou na região periampular. A somatostatina inibe a absorção intestinal e a libertação de insulina, glucagon, gastrina e enzimas pancreáticas, o que pode levar a diabetes mellitus, esteatorreia, diarreia, colelitíase, hipocloridria e perda de peso. Estes tumores são descobertos incidentalmente e cerca de 50-75% têm potencial maligno com metástases principalmente no fígado ou nos gânglios linfáticos (71,73).

Tumores endócrinos não funcionais:

A incidência de tumores não funcionantes é superior à dos tumores funcionantes, muitos dos quais segregam polipeptídeo pancreático ou outras hormonas sem sintomas clínicos associados. São maioritariamente casos esporádicos, com uma idade média de 55 anos e mulheres com ligeiro excesso de peso. No entanto, são o tumor mais comum em MEN1 e Von Hipple Lindau (79). Sintomas como dor abdominal, perda de peso, uma massa abdominal e, raramente, iterícia devem-se principalmente ao efeito de massa. Por não serem funcionais, estes tumores são muito maiores na altura da apresentação do que os tumores funcionais e têm uma taxa de metastização mais elevada, de até 60-80% (71, 79). Como estes tumores são maiores, são propensos a alterações císticas e calcificação.

Características clínicas:

A maioria dos doentes com cancro do pâncreas apresenta-se tardiamente no decurso da doença porque os sintomas aparecem demasiado tarde. A ausência de sintomas precoces leva a atrasos no diagnóstico e a maioria dos doentes tem tumores inoperáveis ou metástases, o que torna a cura impossível e o tratamento difícil. Os tumores da cabeça do pâncreas, ao contrário dos tumores que surgem no corpo e na cauda, aparecem precocemente no decurso da doença. Estes tumores crescem de forma mais silenciosa e só aparecem quando o doente já desenvolveu doença localmente avançada ou metástases.

Se o tumor tiver crescido de tal forma que esteja a bloquear os canais biliares, a iterícia é o primeiro sinal de um traumatismo craniano. Outras características incluem urina escura, fezes cor de barro, comichão, pancreatite e complicações infecciosas como a colangite. A insuficiência enzimática pancreática pode manifestar-se por má absorção, aumento da flatulência, fezes gordurosas, perda de peso e ascite.

A dor pode ser um sintoma importante em muitos doentes com cancro do pâncreas e ocorre principalmente devido à invasão perineural. O doente apresenta uma dor fraca, baça e vagamente localizada na parte superior do abdómen, que progride para dor no meio das costas à medida que a doença progride. (80) Em alguns doentes, a dor ocorre na fase pós-prandial e leva à redução da ingestão de alimentos e à perda de peso.

Podem ocorrer diabetes e pancreatite de gravidade variável, sendo que a diabetes mellitus de início recente ocorre em cerca de um quarto dos doentes, particularmente naqueles com mais de 50 anos, e a intolerância à glucose ocorre em dois terços dos doentes.(81) A pancreatite raramente é um sintoma precoce e ocorre tardiamente devido à obstrução das vias biliares. Outros sintomas inespecíficos incluem náuseas, fadiga, anorexia e perda de peso.

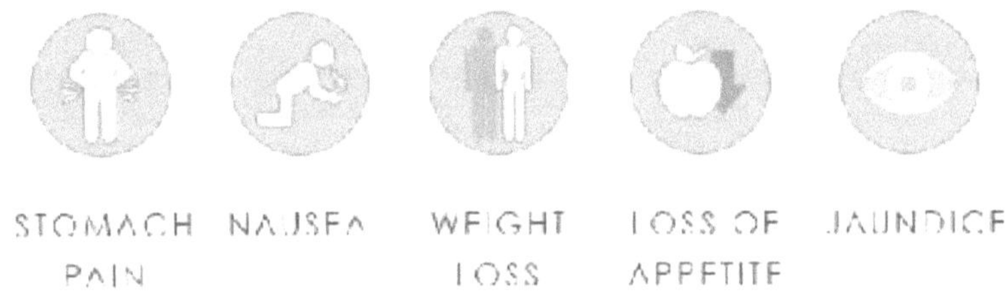

Figura 3.11: Representação esquemática das características clínicas comuns do cancro do pâncreas

O principal objetivo da imagiologia, dos exames laboratoriais e das biópsias é esclarecer o diagnóstico, o estádio, o estado da ressecção, o prognóstico e as possíveis opções paliativas na doença avançada. Estão disponíveis vários procedimentos de imagiologia, tais como

Radiografia convencional:

Antes do advento da imagiologia transversal, a imagiologia do pâncreas limitava-se em grande medida à deteção radiológica de calcificações pancreáticas e era utilizada para diagnosticar várias doenças pancreáticas. As calcificações pancreáticas estavam largamente associadas à pancreatite crónica calcificada. Embora o abuso de álcool continue a ser a principal causa de calcificações pancreáticas, muitas outras doenças podem também causar calcificações. Aproximadamente 20-40% dos casos com pancreatite alcoólica crónica têm calcificações pancreáticas radiograficamente visíveis que se desenvolvem ao longo de um período de 5-10 anos (82). Os adenocarcinomas ductais normalmente não calcificam, mas um desvio progressivo do cálcio em imagens seriadas pode indicar a presença de um tumor em crescimento; em casos raros, a calcificação desaparece com o desenvolvimento de carcinoma pancreático.

Aproximadamente 10% dos doentes com cistadenoma ou cistadenocarcinoma do pâncreas apresentam calcificações, sendo o padrão sunburst patognomónico, reflectindo múltiplos espaços císticos separados por elementos estromais semelhantes a raios que emanam de um nidus central em achados patológicos macroscópicos (82,83). Os tumores das células dos ilhéus são conhecidos pela presença de calcificações tumorais que aparecem como calcificações focais, grosseiras e irregulares no interior da massa. O insulinoma, o tumor funcional mais comum das células dos ilhéus, pode apresentar calcificações em até 20% dos casos (84). As neoplasias epiteliais sólidas e pseudopapilares também apresentam calcificações, que são geralmente pontuais e localizadas perifericamente (85). Em tumores pancreáticos raros, como o pancreatoblastoma, as calcificações podem ocorrer em 20 % dos casos (86).

Uma vez que existem várias causas sobrepostas de calcificação pancreática, a sensibilidade do exame de raios-X convencional é baixa, de 30-70% (87).

Estudo com bário:

O exame com bário do trato gastrointestinal superior e do duodeno fornece informações indirectas sobre a patologia pancreática. Embora as alterações no duodeno causadas pela doença pancreática possam ser detectadas pelo exame de bário convencional, o grande número de exames falso-positivos e falso-negativos levou à utilização de técnicas especificamente desenvolvidas para o exame duodenal, como a duodenografia assistida por tubo e a duodenografia com duplo contraste (88,89). A duodenografia tubo-assistida foi descrita pela primeira vez em 1955 por Liotta (90) e demonstrou ser extremamente precisa no diagnóstico de doenças pancreáticas. (88,91). Nesta técnica, um tubo de Bilbao-Dotter era introduzido no duodeno para introduzir bário e ar após indução de hipotensão duodenal por injeção intravenosa ou intramuscular de um relaxante muscular liso. A utilização desta técnica resultou numa maior taxa de deteção de doença pancreática do que o teste de bário convencional (91) e numa redução dos casos de falsos positivos (93). Como a duodenografia com tubo era um procedimento invasivo e desconfortável para o paciente, o exame com duplo contraste ganhou aceitação e tornou-se popular depois que os japoneses demonstraram a vantagem do ar como agente de contraste na gastrografia com duplo contraste em 1937. Foram Goldstein e Martel e mais tarde Sear, Op den Orth e Laufer (94-97) que aplicaram este princípio de duplo contraste na avaliação do duodeno. O exame foi efectuado com uma suspensão de bário de alta densidade, um agente efervescente oral e glucagon intravenoso.

Achados radiológicos durante o exame de bário:

As massas na cabeça do pâncreas causam normalmente indentações no estômago ou na ansa C do duodeno, resultando num sinal de almofada antral quando pressionam a curvatura maior do estômago e num efeito de duplo contorno quando pressionam o interior do duodeno. As indentações localizadas no anel em C podem causar indentações nodulares. As doenças malignas que se infiltram na parede do duodeno podem provocar um aspeto de "3 invertido" ou o sinal de Frostberg; trata-se de um sinal inespecífico que ocorre em menos de 10% (82) dos doentes com cancro do pâncreas. A deformação de um divertículo duodenal é um sinal raro mas altamente sugestivo de uma massa aumentada no pâncreas. As espiculações finas ou grosseiras são formadas por fendas cheias de bário entre as pregas duodenais e são uma consequência do edema da mucosa. Embora se possa observar um achatamento da mucosa com alargamento das pregas e uma ligeira redução do diâmetro luminal em doentes com carcinoma pancreático, este aspeto é mais consistente com a pancreatite crónica. A infestação tumoral grave do duodeno pode levar a ulceração e obstrução duodenal aberta. O aumento dos gânglios linfáticos perto da cabeça do pâncreas pode alargar a alça duodenal em C. Os gânglios pancreático-duodenais estão localizados medialmente à cabeça do pâncreas no sulco pancreático-duodenal; qualquer aumento destes gânglios peripancreáticos (devido a linfoma, metástases de gânglios linfáticos ou doenças inflamatórias) pode levar a um alargamento do anel C duodenal.

Angiografia convencional:

Rigler, Lewitan e Kincaid foram os primeiros a reconhecer o potencial diagnóstico da angiografia pancreática com base na sua experiência inicial com a aortografia translombar (98-100). Em 1951, foi Bierman quem realizou os primeiros arteriogramas celíacos e mesentéricos selectivos. Tillander foi um dos primeiros angiografistas a realizar arteriografia selectiva especificamente para avaliar o pâncreas (101). Mais tarde, foram Odman, Olsson e Boijsen, na Suécia, e Rosch e Bret, na Checoslováquia, os pioneiros de muitas das técnicas actuais de angiografia pancreática (102-111). Boijsen, Paul e Almen reconheceram que a arteriografia superselectiva oferecia o potencial para uma melhoria significativa da precisão do diagnóstico (109,112,113).

A angiografia é um método sensível para o diagnóstico do carcinoma pancreático. No entanto, a sua importância tem vindo a diminuir à medida que foram desenvolvidos procedimentos menos invasivos mas igualmente precisos. As duas indicações para a angiografia pancreática eram 1) ajudar no diagnóstico de casos difíceis e 2) melhorar o tratamento dos doentes através da avaliação da ressecabilidade do tumor. A angiografia demonstrou ser útil no diagnóstico de doentes com uma elevada suspeita clínica de cancro pancreático; numa série de 70 doentes numa série de 70 doentes com suspeita de carcinoma pancreático, 52 (74%) casos tinham

achados angiográficos positivos para carcinoma pancreático (114).

A angiografia também demonstrou ser útil na avaliação de achados equívocos na
CPRE ou na tomografia computorizada (114,115).

O carcinoma do pâncreas é uma neoplasia bizarra e infiltrativa. É hipovascular e
é identificado arteriograficamente pelo envolvimento direto do tumor nos vasos
intrapancreáticos e peripancreáticos (116,117).

Angiographic Findings:		
Arterial involvement	**Parenchymal involvement**	**Venous involvement**
Encasement		Encasement
Occlusion		
Angulation	Hypovascular defect	
Neovascularity		Occlusion
Displacement		

Tabela 3.11: Achados angiográficos no carcinoma pancreático

- O encasulamento arterial significa que o tumor invadiu a parede do vaso,
  resultando num estreitamento do lúmen. Pode ser detectado em dois padrões
  diferentes - serrilhado indica uma aparência irregular, tipo dente de serra e
  serpiginoso indica uma angulação abrupta do vaso. Numa série de 451 casos,
  estava presente em 85% dos casos (117,118).

- A oclusão arterial pode ocorrer de forma abrupta ou gradual e foi observada em
  40% de uma série de 220 casos. Pode também ocorrer noutros casos, como a
  aterosclerose, mas uma oclusão arterial abrupta

se separa, o que na maioria dos casos significa um tumor. Outros achados, como o
envolvimento ou

As angulações nos vasos vizinhos ajudam a confirmar o diagnóstico.
- A angulação é uma mudança abrupta no curso de um vaso. Este achado é
  considerado uma manifestação fiável de carcinoma pancreático e foi encontrado
  em 40 % dos 129 casos (117,118,119).
- A neovascularização refere-se à formação de vasos pequenos e irregulares pelo

tumor e foi descrita em 34% dos 357 casos de cancro pancreático. Estes vasos são frequentemente difíceis de detetar angiograficamente e é difícil distinguir a neovascularização do tumor do envolvimento de pequenos vasos pelo tumor (114, 117-119).

- A deslocação dos vasos é um achado não específico e pode dever-se a massas neoplásicas ou inflamatórias no pâncreas. Foi encontrado em 26% de 390 casos e tem pouco significado como achado isolado (118,119).

- Defeito parenquimatoso: O parênquima pancreático normal apresenta um padrão lobular de aveia, que pode ser melhor reconhecido com uma angiografia superselectiva de grande volume. Um defeito focal e irregularmente limitado no padrão parenquimatoso é uma indicação de carcinoma pancreático. Este achado foi descrito em 40 % dos 156 casos (117, 119).

Buranasiri e Baum estimaram que o diagnóstico angiográfico do cancro pancreático foi melhorado pela avaliação da fase venosa em mais de metade dos seus casos (120). O envolvimento das principais veias extrapancreáticas (veia porta, veia mesentérica superior, veia esplénica) é o mais comum e foi encontrado em 67% de 341 casos (117,121).

Avaliação angiográfica da ressecabilidade do tumor:

Inclui (a) maior envolvimento arterial extrapancreático (celíaca, fígado, baço, estômago esquerdo, gastroduodenal, mesentérica superior); (b) maior envolvimento venoso extrapancreático (baço, veia porta, mesentérica superior); (c) metástases hepáticas; (d) envolvimento de estruturas adjacentes (117,119,122- 124).

A precisão da angiografia no diagnóstico do cancro do pâncreas depende muito das técnicas utilizadas, nomeadamente da utilização de injecções superselectivas (125). Varia entre 29 e 75 % (126,127). Rosch et al. encontraram um diagnóstico correto em 90 % de 100 casos quando foram utilizadas injecções superselectivas (125). Goldstein et al. demonstraram uma exatidão global de 92 % (128), Hannesson P. H. et al. demonstraram uma sensibilidade entre 20-80 %, uma especificidade de 50 %, um valor preditivo positivo de 60 % e um valor preditivo negativo de 50 % (129). Gloor et al. demonstraram que técnicas de imagiologia menos invasivas, como a US Doppler, a EUS e a TC helicoidal, detectam a infiltração vascular, e Simon et al. demonstraram que a TC helicoidal de secção fina fornece a mesma informação sobre a infiltração vascular que a angiografia convencional (130,131).

Exame de ultrassom transabdominal:

RA Filly et al. foram os primeiros a relatar a utilização de ultra-sons no pâncreas em 1970, utilizando um laminógrafo de ultra-sons com um cristal de titanato de zirconato de chumbo de 2,0 MHz no modo "B". Foram tiradas fotografias Polaroid em cada plano digitalizado. O óleo mineral foi utilizado como agente de acoplamento acústico. Dos 23 doentes examinados, 5 tinham carcinoma pancreático, 4 dos quais foram confirmados aquando da exploração. Uma lesão de mais de 3 cm foi facilmente medida neste estudo. O estudo também demonstrou a utilização de água para distender o estômago e verificou que tal não interferia com a visualização do pâncreas (132). A ultrassonografia com Doppler duplex foi originalmente utilizada para avaliar o sistema da veia porta na hipertensão portal (133). Em 1992, Garber e Lees descobriram que o estreitamento do sistema da veia porta devido à compressão ou ao crescimento de um tumor leva a alterações nas velocidades do fluxo sanguíneo que podem ser detectadas pela ecografia com Doppler pulsado (134). Atualmente, a ecografia transabdominal do pâncreas pode ser realizada com ou sem distensão gástrica, utilizando uma sonda convexa de 1-5 MHz. A distensão gástrica pode melhorar a visualização do pâncreas, mas não elimina a opacidade causada pelo ar no cólon transverso ou no jejuno. É necessário examinar os doentes em diferentes posições, por exemplo, supina, lateral direita e vertical, para obter uma melhor visualização. A geleia de ultra-sons substituiu os óleos minerais como agente de acoplamento.

Conclusões:

A manifestação ecográfica mais comum do carcinoma pancreático é uma massa focal ou difusa (135-138). As massas com mais de 2 cm de diâmetro são mais fáceis de reconhecer na ecografia (139). O diagnóstico específico de uma neoplasia pode ser efectuado quando são reconhecidos achados incidentais, como metástases hepáticas ou adenopatia regional. Nos primeiros relatórios de ecografia, o carcinoma pancreático foi descrito como uma lesão hipoecóica em comparação com o pâncreas normal (137, 139). Só raramente foram detectadas lesões hiperecogénicas (140). Kunzmann e colaboradores identificaram três padrões de textura ultra-sonográfica diferentes num grupo de 34 carcinomas pancreáticos (140). Os tumores com menos de 2 cm de diâmetro também podem ser detectados através da visualização de alterações texturais focais (142). O ducto pancreático normal tem paredes lisas e paralelas, nitidamente demarcadas e ricas em eco, e um centro anecoico. O diâmetro interno do ducto normal no corpo pancreático é de 1 a 2 mm e não deve exceder 2 mm (143). Os tumores causam dilatação por obstrução do ducto. Em alguns casos, a dilatação do ducto pode ser a única manifestação de um tumor, especialmente em pequenos carcinomas da cabeça do pâncreas. Uma das principais vantagens da ecografia é a capacidade de avaliar o fígado e as vias biliares. A deteção de metástases hepáticas num doente com uma massa pancreática é um critério fundamental para o diagnóstico do cancro pancreático e para determinar a inoperabilidade do tumor. Cerca de 47% dos doentes com cancro do pâncreas apresentam metástases hepáticas no momento do exame inicial. (144) O cancro do pâncreas metastiza frequentemente para os gânglios linfáticos regionais na região paracaval e paraaórtica atrás do pâncreas. Os tumores localmente avançados podem infiltrar-se nos planos fasciais retropancreáticos, nas estruturas e órgãos circundantes, como o trato gastrointestinal, os rins, as glândulas supra-renais, o baço e os vasos sanguíneos.

A ecografia do abdómen é frequentemente o primeiro exame em doentes que se apresentam com iterícia e dor. A sensibilidade da ecografia para a deteção do cancro pancreático é de 50-70% (145). A deteção da invasão vascular utilizando o Doppler a cores revelou uma sensibilidade entre 60 % e 90 % (146). A sensibilidade da ecografia transabdominal depende de factores dependentes do doente, como o inchaço, a cooperação e a obesidade (que podem levar a uma visualização incompleta do pâncreas), bem como do nível de formação e experiência do examinador, da qualidade técnica do equipamento de ecografia utilizado e do tamanho e localização do tumor.

Uma técnica mais recente, como a ultrassonografia com contraste, foi avaliada para o diagnóstico do cancro pancreático. Rickes S. et al. descobriram, num estudo publicado em 2012, que 87% das massas podiam ser diferenciadas com a ecografia com contraste, em comparação com 57% com exames sem contraste (145). Verificou-se que o adenocarcinoma pancreático era hipovascular, enquanto o tumor de células endócrinas era maioritariamente hipervascular e a massa associada à pancreatite era maioritariamente isovascular. Kitano et al. avaliaram a utilidade da imagem de inversão de fase harmónica codificada para a imagiologia e o diagnóstico diferencial de tumores pancreáticos e concluíram que a sensibilidade e a especificidade da US de inversão de fase harmónica codificada com contraste para o carcinoma ductal pancreático eram de 90% e 95%, respetivamente (147).

Exame de ultrassom laproscópico:

Nesta técnica, as sondas de alta frequência são colocadas diretamente sobre os órgãos a examinar durante a laparoscopia diagnóstica, tal como referido por Fukuda et al. numa publicação inicial em 1984 (148). Imagens de ultrassom de alta resolução podem ser obtidas sem a interferência do gás intestinal sobreposto ou da parede abdominal espessa (149). A LUS é realizada com uma matriz linear de 7,5 MHz. Antes de realizar a LUS, são instilados 1500 ml de solução salina isotónica no espaço subfrénico direito para obter uma janela acústica adequada. Isto permite a visualização por ultra-sons de todo o fígado, incluindo a cúpula. As sondas de LUS de alta frequência permitem a avaliação de órgãos sólidos e do espaço retroperitoneal para pequenas metástases intra-hepáticas, metástases linfonodais, pequenos depósitos metastáticos na cavidade peritoneal e infiltração maligna da veia porta e dos vasos mesentéricos superiores com maior resolução (150,151,152). As metástases peritoneais e omentais têm geralmente 1-2 mm de diâmetro e podem ser facilmente detectadas com a ecografia laparoscópica. A ultrassonografia laparoscópica permite a caraterização da lesão em muitos casos, e pequenos quistos hepáticos podem ser facilmente distinguidos de lesões sólidas. Com uma combinação de TC, angiografia e laparoscopia, o valor preditivo positivo para determinar a inoperabilidade pode ser de até 89% (153). Num estudo de Bemelman et al. (154), a laparoscopia em combinação com LUS foi o único procedimento de diagnóstico com um valor preditivo positivo de 97% para a inoperabilidade. A laparotomia desnecessária pode ser evitada em pelo menos 40% dos pacientes com o uso de LUS (155). As desvantagens da LUS incluem dificuldades técnicas na visualização da extensão local do tumor em grandes vasos, as biópsias guiadas por ultra-sons são difíceis de obter e o procedimento tem uma curva de aprendizagem mais longa. A ecografia laproscópica demonstrou uma sensibilidade superior a 50 % (156), uma especificidade superior a 80 % (157), um valor preditivo positivo de 93 % (154) e um valor preditivo negativo de 73 % (151) na avaliação da invasão vascular. Van Delden et al. compararam a ecografia laparoscópica e a ecografia transabdominal na avaliação da veia porta e encontraram uma sensibilidade de 58% a 53%, uma especificidade de 97% a 89%, um valor preditivo positivo de 92% a 77% e um valor preditivo negativo de 78% a 74%, respetivamente (149).

Exame de ultra-sons intravasculares:

É uma técnica que permite detetar trombos intra-portais que por vezes não são detectados pela TC (158). O IVUS é efectuado através de uma abordagem trans-hepática ou através de cateterização transmesentérica (159-163). O IVUS tem uma penetração limitada e permite apenas exames localizados (161). Kaneko et al (158) foram pioneiros na utilização do IVUS para o estadiamento do cancro pancreático. O IVUS foi utilizado apenas na avaliação da veia porta e da veia mesentérica superior e demonstrou uma sensibilidade superior a 95% (158, 164), uma especificidade superior a 90% (158, 164), um valor preditivo positivo superior a 90% (160) e um valor preditivo negativo superior a 95% (160). O IVUS é provavelmente superior à TC e à portografia na deteção de invasão venosa. No entanto, só existem dados disponíveis para a veia porta e a veia mesentérica superior. Nakao et al. (160) recomendam que este exame seja efectuado apenas nos casos em que não é possível distinguir entre compressão e invasão através de técnicas de imagem convencionais.

Exame de ultra-sons endoscópicos:

O primeiro relatório sobre a utilização de ultra-sons endoscópicos data de 1980 por Di Magno et al. na visualização do pâncreas utilizando o primeiro sistema mecânico de ultra-sons endoscópicos radiais (165).

A EUS é realizada utilizando um transdutor de alta frequência (7,5 a 12 MHz) integrado numa ponta rígida (166) e inserido no trato gastrointestinal através de um endoscópio de visão lateral. O exame é efectuado da mesma forma que um exame endoscópico convencional. O contacto entre a superfície do transdutor e os tecidos é assegurado pelas secreções da mucosa ou pela injeção de um líquido através do sistema de aspiração do endoscópio. O pâncreas é examinado através da parede posterior do estômago e da parede medial do duodeno. Isto proporciona ao cirurgião imagens em tempo real da secção transversal da parede gastrointestinal e das estruturas de tecidos moles adjacentes. Com a EUS, as lesões pequenas (< 20 mm) podem ser facilmente reconhecidas com uma sensibilidade de 93-100% (167). A maioria dos tumores pancreáticos aparece hipoecogénica em comparação com a ecotextura normal do parênquima pancreático. As características secundárias importantes incluem a dilatação do ducto pancreático ou do ducto biliar. Na pancreatite crónica, são observadas calcificações ou pseudoquistos e os limites da massa hipoecóica podem não ser facilmente reconhecidos. A expansão peripancreática pode ser melhor visualizada em comparação com o exame transabdominal. Com o desenvolvimento dos transdutores endoscópicos, a avaliação Doppler tornou-se possível, de modo a que o envolvimento vascular possa ser avaliado e a ressecabilidade do tumor possa ser determinada. Com a introdução da FNAC guiada por EUS em 1990, passou a ser possível recolher uma amostra de tecido e confirmar o diagnóstico.

Em doentes sem iterícia obstrutiva, a precisão do diagnóstico da EUS-FNA é de 98,3% e não é significativamente afetada pela presença de pancreatite crónica subjacente. No entanto, em doentes com iterícia obstrutiva e pancreatite crónica, a sensibilidade foi de 92,0% e a precisão de 92,5% para o diagnóstico de malignidade, sendo inferior devido às alterações da pancreatite crónica subjacente (168). A ausência de uma lesão maciça identificável na EUS exclui o cancro pancreático com quase 100% de certeza nas mãos de endossonografistas experientes (169). A EUS desempenha provavelmente um papel no estadiamento pré-operatório do adenocarcinoma pancreático para determinar a ressecabilidade. A invasão da veia porta e da veia esplénica é melhor visualizada com a EUS. No entanto, a invasão tumoral da SMA e da SMV não pode ser detectada de forma fiável com a EUS. Em estudos publicados, a EUS tem uma precisão do estádio T de 78-94% e uma precisão do estádio N de 64-82% (171-176). No entanto, a presença de um stent biliar na altura da EUS reduziu a precisão do estádio T para 72% (177). A EUS também desempenha um papel na identificação e biopsia de gânglios linfáticos metastáticos peripancreáticos, celíacos e mediastínicos no envolvimento tumoral. Ahmed et al. questionaram o papel da EUS no estadiamento T e encontraram uma exatidão entre 49% e 69% em dois estudos diferentes (172,178). A imagiologia por EUS desempenha provavelmente um papel complementar no estadiamento T dos tumores pancreáticos. No entanto, devido à sua capacidade de identificar de forma fiável metástases linfáticas nos gânglios linfáticos celíacos e mediastínicos, a EUS-FNA pode revelar-se benéfica para a avaliação pré-operatória da ressecabilidade (7,179). A principal limitação da EUS é a sua dependência do cirurgião, a disponibilidade limitada de endossonografistas experientes para a elaboração de relatórios precisos e a incapacidade de examinar todo o fígado e detetar metástases peritoneais. A EUS acarreta um risco de pancreatite de 0,1-1%. Como em qualquer procedimento invasivo, podem ocorrer complicações como hemorragia, rutura e complicações anestésicas, mas são raras.

Num estudo recente, não foram encontradas diferenças significativas entre a EUS e a TC helicoidal bifásica na deteção e estadiamento de tumores pancreáticos. A TC helicoidal foi considerada ligeiramente superior na previsão da inoperabilidade, o que está relacionado com a sua capacidade de detetar metástases hepáticas (180).

A EUS com power Doppler convencional foi considerada útil na distinção entre cancro pancreático e pancreatite pseudotumoral (181). A ausência de sinais de power Doppler na massa pancreática suspeita teve uma sensibilidade de 93% e uma especificidade de 77%, com uma precisão de 88% no diagnóstico de cancro do pâncreas. A EUS com contraste tem sido utilizada para diferenciar massas tumorais pancreáticas, uma vez que permite uma melhor avaliação da perfusão no tecido pancreático e no interior da massa (182-184). Foram encontradas elevadas sensibilidade (94%) e especificidade (100%) quando se utilizou o Levovist(183), e a utilização do Sono Vue como agente de contraste aumentou a sensibilidade e a especificidade de 73,2% e 83,3% na EUS convencional para 91,1% e 93,3% na EUS com contraste, respetivamente (185).

A elastografia é uma nova técnica de imagiologia utilizada para o cálculo e visualização em tempo real da elasticidade dos tecidos (186). A elastografia EUS mostra diferenças de dureza entre tecidos doentes e normais (187). A gama de aplicações inclui o diagnóstico e a diferenciação do cancro do pâncreas, que é normalmente mais rígido do que o tecido mole circundante (188). Num pequeno estudo de viabilidade, o método foi testado para o diagnóstico diferencial de gânglios linfáticos benignos e malignos e de massas pancreáticas focais, tendo-se obtido uma sensibilidade de 100 % e uma especificidade de 67 % para o diagnóstico de lesões pancreáticas malignas (189).

Colangiopancreatografia retrógrada endoscópica:

Esta técnica é ideal para a deteção precoce do adenocarcinoma do pâncreas, uma vez que o adenocarcinoma tem origem no sistema ductal. Os principais achados observados na CPRE incluem a obstrução ou o encasulamento ductal, defeitos acinares (campos) e cavidades tumorais que comunicam com o ducto pancreático.

Estas alterações envolvem geralmente o ducto pancreático e/ou o ducto biliar comum; no entanto, o envolvimento isolado do ducto biliar é raro. As anomalias biductais são comuns e foram encontradas em 32 a 55% dos casos de cancro pancreático (190,191,192).

A obstrução do ducto pancreático é a anomalia mais frequente nos carcinomas pancreáticos. Num estudo de 530 casos de carcinomas pancreáticos, a obstrução ductal estava presente em 242 casos (46%) (193).

O envolvimento do ducto pancreático é o segundo achado mais comum nos carcinomas pancreáticos e ocorre em cerca de 40 % dos casos (193). O segmento do ducto envolvido é geralmente curto (1 a 2 cm) e irregular. Em casos raros, o carcinoma pancreático pode infiltrar-se difusamente na glândula, resultando na obliteração dos ramos laterais e num ducto principal irregular. O ducto principal também se apresenta rígido e enrijecido, com fraca demarcação entre as zonas normal e anormal. Esta alteração representa um subtipo da categoria envolvente e corresponde à constrição de Fukumoto tipo III ou ao rejuvenescimento de Takemoto tipo II

Um defeito acinar (de campo) é um achado raro nos carcinomas pancreáticos e estava presente em apenas 2% dos casos. É causado por um pequeno carcinoma que surge na periferia da glândula. O tumor causa uma obliteração focal dos pequenos ramos laterais sem alterar o ducto pancreático principal e é visto como um defeito. Este pequeno defeito só pode ser reconhecido se todo o sistema ductal estiver bem preenchido (194, 195-199). Podem formar-se cavidades tumorais na parte central das neoplasias devido a necrose com extravasamento de contraste (200), o que foi observado em apenas 6% dos doentes. Os carcinomas pancreáticos podem metastizar por disseminação linfática ou por extensão direta para os gânglios linfáticos regionais na porta hepática e causar obstrução do ducto biliar extra-hepático por compressão extrínseca. O sinal do ducto duplo é sugestivo, mas não patognomónico, de adenocarcinoma ductal.

Num estudo anterior, a CPRE tinha mostrado uma sensibilidade de 94%, uma especificidade de 97%, um valor preditivo para um exame positivo de 83% e um valor preditivo para um exame negativo de 99% (190).

Indicações para a CPRE:

(1) Implantação de stent paliativo em doentes com cancro pancreático irressecável conhecido que invade o ducto biliar comum;(2) Recolha de amostras de tecido em doentes com massas atípicas na cabeça do pâncreas, especialmente na área periampular;(3) Suspeita de neoplasia intraductal; (4) Diagnóstico diferencial difícil entre cancro pancreático e pancreatite crónica

Na CPRE, o diagnóstico tecidular dos ductos afectados pode ser realizado por aspiração com agulha, citologia em escova e biopsia com pinça. A citologia em escova tem uma sensibilidade de 35-70 % e uma especificidade de 90 % (201). A amostragem tripla por citologia em escova, PAAF e biópsia com fórceps das estenoses das vias biliares durante a CPRE aumenta a sensibilidade do diagnóstico de cancro para 77 % (202). A CPRE e a citologia em escova da estenose da via biliar têm uma melhor precisão de diagnóstico do colangiocarcinoma (cerca de 80 %) em comparação com o cancro do pâncreas (203).

Com a introdução de procedimentos de diagnóstico não invasivos, como a US, a TC e a RM, o papel da CPRE alterou-se. Embora a CPRE não seja normalmente o primeiro teste de diagnóstico a ser efectuado, desempenha agora um papel complementar importante.

Tomografia computorizada:

O desenvolvimento do primeiro aparelho de TC moderno foi iniciado em 1967 por Godfrey Hounsfield, um engenheiro da British EMI Corp, e a primeira geração do aparelho de TC EMI Mark I foi construída e instalada no Atkinson-Morley Hospital, em Inglaterra, em setembro de 1971. A utilização da TC no pâncreas foi descrita pela primeira vez em 1976 por Haaga et al. (204) num grupo de estudo de 82 doentes com suspeita de patologia pancreática. O exame foi efectuado em posição supina com a gantry inclinada 10 graus na direção cefálica para aumentar o plano de gordura à volta da AMS. Foi administrada por via oral uma solução de Renografin a 10% para obter uma opacificação uniforme das estruturas circundantes, como o estômago e o duodeno. O estudo revelou que 17 doentes tinham adenocarcinoma do pâncreas. Num grupo de 8 doentes, foi feita uma comparação entre a TAC e a ecografia biestável, tendo cada um dos oito tumores sido detectado com ambas as modalidades. Num outro estudo de 151 pacientes realizado por Patrick et al (205), 53 pacientes apresentavam um tumor pancreático, dos quais 31 tumores foram confirmados cirurgicamente ou por biópsia. O estudo concluiu que a ingestão de um meio de contraste diluído solúvel em água, que enche o estômago e o duodeno, era útil para identificar as margens pancreáticas. A terceira geração de aparelhos de TAC, introduzida em 1975, utilizava uma série de detectores com um feixe de raios X em forma de leque; estes aparelhos reduziram o tempo de exame para 5 segundos e, com os aparelhos de quarta geração, era possível efetuar um exame em 1 segundo. Até à quarta geração, o varrimento só era possível de forma incremental com um atraso entre varrimentos. Em 1987, foi introduzida a tecnologia de anel deslizante, que permitia uma rotação de 360 graus do tubo de raios X, possibilitando a captura contínua de dados sem atrasos entre os exames.

A técnica de varrimento incremental dinâmico foi efectuada com uma espessura de corte de 5-10 mm, sendo que uma redução da espessura do corte levou a um aumento do nível de ruído. A desvantagem da utilização de cortes finos foi o tempo de exame prolongado com contraste subóptimo no realce. As imagens sem contraste foram utilizadas para detetar calcificações do pâncreas e para determinar o grau de obstrução do pâncreas e/ou das vias biliares. Utilizou-se a injeção de um fármaco anti-peristáltico para melhorar a distensão do estômago e do duodeno e reduzir os artefactos de traços causados pelo peristaltismo. A administração de um agente de contraste oral ajudou a diferenciar o estômago e o duodeno do pâncreas. Winter et al. referiram que a utilização de água da torneira pura como agente de contraste oral negativo é preferível para uma melhor visualização das diferentes camadas da parede gástrica e duodenal e para uma melhor deteção da invasão da parede pelo adenocarcinoma pancreático. O exame foi iniciado 15-20 s após o início da injeção, com imagens na direção caudocraniana ou craniocaudal; o exame na direção caudocraniana resultou num realce diferencial entre o tumor e o tecido pancreático normal (206).

O advento da TC espiral abriu novas perspectivas na avaliação do cancro do pâncreas, não só porque esta técnica melhora a conspicuidade de pequenas lesões, mas também porque facilita a deteção de invasão vascular, doença metastática dos gânglios linfáticos e envolvimento metastático do fígado (207).

A TC helicoidal partilha algumas características importantes com a TC convencional, em particular a elevada resolução espacial no plano (tamanho do pixel tipicamente ±0,3 mm) e a relativa independência da qualidade da imagem em relação a factores relacionados com o doente. Na TC helicoidal, a translação contínua do doente foi combinada com a rotação contínua do tubo de raios X e dos elementos detectores, resultando num movimento helicoidal em espiral destes últimos componentes em relação ao doente (208,209,210). Por outras palavras, a digitalização fatia a fatia foi substituída pela aquisição de dados volumétricos. Um único conjunto de dados foi obtido representando o volume coberto num determinado número de rotações helicoidais. A partir dos conjuntos de dados volumétricos, foi calculado um conjunto de dados planares para cada imagem a ser reconstruída. As imagens podiam ser construídas em qualquer posição dentro do volume digitalizado, com um espaçamento arbitrariamente fino e, se desejado, sobrepostas. Esta foi uma das vantagens mais importantes da TC helicoidal (211).

Outra grande vantagem da TC helicoidal é a maior velocidade de varrimento. Com a TC incremental convencional, os cortes sucessivos eram adquiridos durante períodos sucessivos de pausa na respiração. O intervalo entre os exames entre imagens sucessivas era utilizado não só para mover o paciente, mas também para respirar entre os exames. Com a TC em espiral, o intervalo entre os exames é omitido, uma vez que tanto o movimento do doente como a aquisição de dados são contínuos. Como resultado, o tempo necessário para o exame foi significativamente reduzido. A respiração não afecta significativamente a qualidade das imagens individuais, mas pode levar a erros de registo espacial, o que reduz a sensibilidade da técnica para a deteção de pequenas lesões e a qualidade das imagens reformatadas ou tridimensionais.

Kalender et al. referiram que a reconstrução de imagens sobrepostas é necessária para obter uma resolução de contraste óptima no plano, e a resolução de contraste depende da colimação, do avanço da mesa e da reconstrução da imagem. Os parâmetros de injeção, tais como a taxa de injeção de contraste e o tempo de atraso entre o início da injeção de contraste e o início do exame, são importantes (211). Estes parâmetros devem ser ajustados para maximizar a diferença de atenuação. Uma vez que o adenocarcinoma pancreático é uma neoplasia relativamente pouco vascularizada e o pâncreas normal tem um rico fornecimento de sangue arterial, o objetivo é maximizar o realce do tecido pancreático normal. As taxas de injeção situam-se normalmente entre 3 e 5 ml/s. Em comparação com a TC convencional, a dose total de agente de contraste pode ser reduzida em 25% (212). Kim et al. verificaram que deve ser utilizado um intervalo entre a injeção e o exame relativamente curto para maximizar o realce do parênquima pancreático (213). O tempo de atraso ideal do exame está inversamente relacionado com a taxa de injeção: quanto mais rápida for a taxa de injeção, mais curto será o tempo de atraso ideal (214). Regra geral, foi utilizado um tempo de atraso de 30-40 segundos. Durante esta fase, não só o pâncreas, mas também todas as estruturas vasculares, incluindo a veia porta, são normalmente reforçadas de forma adequada (215). Leg Mann et al. e Van Hoe e Baert utilizaram TC helicoidal de dupla fase com uma segunda aquisição de todo o abdómen a 70-80 s (180,216). A dupla fase não só melhora a deteção de tumores hipervasculares, como também é útil na avaliação do estado vascular (217). Fletcher et al. relataram que, com um caudal de 3-5 ml por segundo, foi efectuado um exame de fase dupla com uma fase parenquimatosa pancreática aos 40-50 segundos e uma fase portal aos 60-70 segundos (218). D. S. Lu et al. e Boland GW demonstraram que, ao utilizar uma técnica de varrimento de duas fases com uma fase pancreática de 40 segundos e uma fase venosa de 70 segundos, o contraste médio tumor-pâncreas foi significativamente maior durante a fase pancreática do que durante a fase hepática, e a opacificação de todas as estruturas vasculares, incluindo a veia porta, foi também maior durante a fase pancreática (P < .001) (215,219). A TC helicoidal oferece a possibilidade de criar imagens reformatadas, imagens projectivas e imagens renderizadas em volume. Estas imagens não contêm qualquer informação adicional em comparação com os exames axiais, mas podem ocasionalmente fornecer uma melhor visão geral de relações anatómicas complexas e/ou lesões vasculares.

Sinais directos: Os tumores pancreáticos são visíveis na TC como alterações focais e abruptas no tamanho ou no contorno do órgão. Os adenocarcinomas são quase sempre hipovasculares em comparação com o tecido pancreático normal e aparecem como massas hipoacumuladas. É típico um estreitamento focal ou o desaparecimento aparente do ducto pancreático ("sinal do ducto perdido"). Nos tumores localizados na cabeça do pâncreas, pode também ser observado um estreitamento do ducto biliar comum, o que corresponde ao sinal do ducto duplo. Podem ser observadas pequenas áreas de necrose como focos hipodensos no interior da massa. Ocasionalmente, os adenocarcinomas podem conter grandes áreas quísticas ou necróticas. Tumores como os tumores serosos ou mucinosos aparecem predominantemente císticos.

Os sinais indirectos de TC são devidos a obstrução ductal (220). A dilatação do ducto pancreático é uma caraterística importante dos adenocarcinomas ductais. A dilatação associada dos ramos laterais é também um achado comum. Os pseudoquistos pós-obstrutivos são observados em cerca de 10 % dos doentes (221). A dilatação biliar é comum nos carcinomas ductais da cabeça do pâncreas devido ao envolvimento direto da porção intrapancreática do ducto biliar comum. A dilatação do ducto intra-hepático está presente se os ductos intra-hepáticos forem visíveis na parte periférica do fígado ou se o diâmetro na área do hilo hepático exceder 4 mm. A dilatação da vesícula biliar é normalmente acompanhada pela dilatação do ducto biliar se a obstrução do ducto biliar for distal à junção do ducto cístico e do ducto hepático comum. As metástases hepáticas podem ser vistas como lesões hipoacumuladas, que são mais fáceis de reconhecer na fase hepática da perfusão e que geralmente não são tão visíveis na fase pancreática. As metástases peritoneais não são invulgares no carcinoma pancreático. A TC permite a deteção precoce de gânglios linfáticos aumentados; no entanto, não permite uma diferenciação fiável entre causas benignas e malignas de aumento dos gânglios linfáticos, pelo que são frequentes os diagnósticos falsos positivos e falsos negativos de envolvimento dos gânglios linfáticos (222,223). Devido a esta limitação, a visualização de gânglios linfáticos aumentados não é geralmente considerada uma contraindicação para cirurgia.

A TC provou ser atualmente a principal modalidade de imagiologia para o diagnóstico e estadiamento do cancro pancreático. Os primeiros estudos de Freeny et al., que examinaram 213 doentes com cancro do pâncreas, mostraram que foi feito um diagnóstico correto em 97% dos casos, a inoperabilidade foi corretamente prevista em 100% dos casos, mas a ressecabilidade foi corretamente prevista em apenas 67% dos casos (224). Estudos mais recentes mostram que os valores preditivos de não ressecabilidade com TC helicoidal se situam entre 89% e 100% e a exatidão entre 85% e 95% (225,215). No entanto, os valores preditivos para a ressecabilidade são muito mais baixos, variando entre 45% e 79% (225, 226-228). Numa meta-análise, Bipat et al. encontraram uma sensibilidade de 81% e uma especificidade de 82% para a determinação da ressecabilidade. (7). Grenacher L. et al. obtiveram uma sensibilidade de 100% e uma especificidade de 61% quando utilizaram um scanner de TC de 4 cortes, e a exatidão na determinação da ressecabilidade foi de 91% (229). Damien Olivie et al. demonstraram no seu estudo de 28 doentes com cancro do pâncreas, utilizando um scanner de 16 cortes, que a TC tinha um valor preditivo positivo de 83% para a ressecabilidade e de 100% para os tumores irressecáveis (230). No seu estudo, Giulia A. Z. et al. compararam a sensibilidade e especificidade de scanners com quatro, oito, dezasseis e 64 cortes e encontraram sensibilidade e especificidade quase semelhantes, sem diferenças significativas nos resultados dos diferentes scanners (231). De acordo com a nossa pesquisa bibliográfica, não foi realizado nenhum estudo que comparasse scanners com detectores superiores, incluindo scanners de 128, 256 ou 320 cortes, com scanners de 16 ou 64 cortes para a avaliação da ressecabilidade do cancro pancreático. No seu estudo, Delrue et al. verificaram que um scanner de TC de 128 cortes proporcionava um benefício adicional na avaliação da vascularização do tumor no adenocarcinoma pancreático, em comparação com a avaliação da imagem baseada em medições da densidade do tecido (232).

Os recentes avanços na TC foram conseguidos através da introdução da TC de dupla energia e da tecnologia de baixa voltagem. Embora a TCMD se tenha estabelecido como a modalidade de imagem de eleição para o cancro pancreático e apresente um excelente desempenho no diagnóstico e estadiamento, a deteção de pequenos cancros pancreáticos com menos de 2 cm de diâmetro ou de tumores isoadesivos continua a ser um desafio (233). A técnica de dupla energia melhora a relação contraste/ruído entre o cancro pancreático e o parênquima normal (234). Uma técnica de TC de baixa voltagem do tubo aumenta a absorção de raios X do iodo através do reforço do efeito de k-edge do iodo, resultando num melhor realce do contraste do parênquima pancreático normal e na delineação de cancros pancreáticos pouco vascularizados (235,236). Um novo método para reduzir o ruído da TC baseia-se num algoritmo de reconstrução iterativa (IR), que foi recentemente utilizado para gerar imagens de maior resolução.

Imagem por ressonância magnética:

Nikola Tesla descobriu pela primeira vez os princípios físicos do campo magnético rotativo em 1882. Em 1971, Raymond Damadian descobriu que o sinal do hidrogénio no tecido canceroso é diferente do sinal no tecido saudável porque os tumores contêm mais água. Paul Lauterbur utilizou este princípio para criar a primeira imagem de RMN e Peter Mansfield melhorou a matemática subjacente à RMN e desenvolveu a técnica ecoplanar, que permite a criação de imagens em segundos e se tornou a base da imagiologia rápida por RMN. F.W. Smith et al. relataram pela primeira vez a utilização da tecnologia de imagiologia magnética nuclear para o pâncreas utilizando um scanner de 0,004 Tesla em 1982, com 2 de 12 doentes sugestivos de cancro pancreático (237). A deteção exacta de tumores pancreáticos exigia uma técnica de RMN optimizada, sendo os principais requisitos a obtenção de imagens de alta resolução e de imagens rápidas.

Para a obtenção de imagens de alta resolução, Engelhard e Hollenbach (238) demonstraram a utilização de bobinas de matriz de fase corporal, que permitiram reduzir os tempos de aquisição. Em 1986, Haase et al. referiram a vantagem de poupar tempo ao substituir os impulsos de excitação clássicos de 90° por ângulos de inversão mais baixos (239). No seu estudo de 1986, Hennig et al. demonstraram a geração de múltiplos ecos após um único pulso de excitação (240). Estes princípios ajudaram a obter imagens de maior resolução e a reduzir o tempo de exame. Semelka et al. demonstraram em "MR imaging of pancreas", em 1993, que o pâncreas é melhor fotografado com imagens de gradiente eco ponderadas em T1, que evitam os artefactos de fase causados pela respiração, e imagens de spin eco com supressão de gordura ponderadas em T1, que reduzem os artefactos respiratórios, removem os artefactos de deslocamento químico e melhoram a gama dinâmica das intensidades de sinal. A sequência gradiente-eco com retenção da respiração forneceu informações diagnósticas úteis quando utilizada antes e imediatamente após a administração intravenosa em bolus de gadopentetato dimeglumina, e foi relatado que o tumor pancreático tinha baixa intensidade de sinal em imagens ponderadas em T1 e realce reduzido em imagens dinâmicas com contraste devido à sua baixa vascularização (241). Gaa et al. foram os primeiros a descrever o conceito "tudo-em-um" na imagiologia por ressonância magnética de tumores pancreáticos, que inclui imagens transversais ponderadas em T1 e T2, CPRM e angiografia por RM tridimensional com gadolínio e retenção respiratória. Um conceito semelhante foi também proposto por Catalano et al. (244) Com os actuais aparelhos de RM, que têm mais de 100 elementos de bobina integrados e mais de 30 canais de radiofrequência independentes, é possível obter sequências mais rápidas com excelente qualidade de diagnóstico (242, 243, 244).

Para uma avaliação completa do parênquima pancreático e do sistema ductal pancreatobiliar, os doentes devem estar em jejum durante pelo menos 4 horas antes do exame de RM, para que a vesícula biliar seja esvaziada. O contraste oral negativo é útil para reduzir o sinal do estômago e do duodeno sobrejacentes. O sumo de ananás e de mirtilo tem sido utilizado como agente de contraste oral porque o conteúdo de manganês destes sumos resulta num aumento do sinal em imagens ponderadas em T1 e numa redução do sinal em imagens ponderadas em T2 (245-247).

Nas imagens ponderadas em T1, o pâncreas normal tem uma intensidade de sinal mais elevada do que qualquer outro órgão abdominal; o seu curto tempo de relaxamento T1 é atribuído às proteínas abundantes e ao retículo endoplasmático rugoso que contém. As imagens ponderadas em T1 de alta resolução podem ser obtidas num intervalo de tempo muito curto, utilizando uma sequência de eco de gradiente com respiração. Semelka et al. referiram que a conspicuidade dos tumores pancreáticos e a diferenciação do pâncreas do tecido adiposo circundante é melhor observada em imagens com supressão de gordura (248). A supressão de gordura em imagens ponderadas em T1 aumenta a intensidade do sinal do pâncreas normal devido à presença de proteína aquosa e o tumor pancreático torna-se proeminente. Na implementação convencional da supressão de gordura com recuperação por inversão, o impulso de inversão tem uma ampla largura de banda de frequência para inverter os spins da gordura e da água. Por conseguinte, o sinal da água é também parcialmente suprimido na TI da gordura. Isto resulta numa relação sinal/ruído mais baixa, o que pode afetar a conspicuidade das lesões. No entanto, a supressão do desvio químico da gordura baseia-se na diferença da frequência de ressonância entre a gordura e a água. Antes da sequência principal, é aplicado um impulso de radiofrequência espectralmente seletivo sintonizado na frequência da gordura, seguido de impulsos de gradiente de spoiler. Esta técnica é afetada negativamente pela homogeneidade do campo magnético.

A sequência LAVA *(liver acquisition with volume acceleration) baseia-se* numa sequência tridimensional de impulsos de gradiente eco. O pulso de inversão optimizado e uma nova técnica de supressão de gordura (a chamada técnica especial segmentada) garantem um melhor contraste de imagem e uma supressão uniforme de gordura. A técnica de codificação de sensibilidade espacial de matriz (ASSET) com preenchimento parcial de dados e TR/TE mais curtos permite a utilização de retenções de respiração curtas para imagiologia dinâmica com múltiplas fases. Gera água pura, gordura pura, ecos em fase e fora de fase numa única aquisição, normalmente concluída numa única pausa para respirar. Esta técnica proporciona uma excelente supressão homogénea de gordura em todo o campo de visão, incluindo áreas que são difíceis de visualizar com a supressão de gordura convencional devido ao efeito de suscetibilidade magnética. As vantagens das imagens de eco com gradiente 3D em relação às imagens de eco com gradiente 2D convencionais incluem cortes mais finos, a capacidade de obter imagens com voxels quase isotrópicos, menor degradação da imagem devido a artefactos especulares da fase aórtica que podem obscurecer a secção média do pâncreas e menos artefactos de movimento globais. Por conseguinte, obtêm-se imagens com melhor resolução espacial minimizando o efeito de volume parcial, o que permite um pós-processamento mais eficiente que pode ser conseguido por RM com as técnicas de imagem de eco de gradiente 3D (249-251).

Imagens ponderadas em T2:

Com o desenvolvimento de gradientes mais fortes e mudanças de gradiente mais rápidas, foi desenvolvida a sequência RARE (rapid acquisition with relaxation enhancement). Bosmans et al. propuseram pela primeira vez a sequência HASTE (half Fourier acquisition singleshot turbo spin echo) em 1997, na qual cerca de metade do espaço k é adquirido num longo trem de ecos após uma única excitação (252). Com esta técnica, as imagens single-shot ponderadas em T2 podem ser adquiridas em menos de 1 s, e os artefactos causados pela respiração ou movimento do doente são eliminados. A gordura tem uma intensidade de sinal mais elevada e os artefactos de suscetibilidade magnética do ferro e de outros metais são minimizados nas imagens rápidas, em comparação com as imagens de spin eco convencionais. Atualmente, as sequências rápidas multishot spin-echo (TSE) e as sequências rápidas single-shot spin-echo (SSFSE) são as sequências ponderadas em T2 mais utilizadas na imagiologia pancreática. A sequência TSE em apneia demonstrou ser superior à sequência spin-eco rápida em apneia e à sequência spin-eco rápida single-shot em apneia para a deteção de metástases hepáticas (253,254). As sequências SSFSE têm um comprimento de eco longo, o que reduz os sinais T2 devido ao decaimento de T2 e leva a uma desfocagem considerável das imagens, mas também permite imagens sem movimento sem a cooperação do doente. O fígado e o baço têm um T2 mais longo, e o parênquima pancreático normal tem um T2 mais curto do que a maioria dos órgãos abdominais e, por conseguinte, tem um sinal baixo a médio nas imagens T2W. É útil para a avaliação de edema pancreático e peripancreático, ducto pancreático e sistema biliar, colecções de fluidos e neoplasias quísticas.

CPRM (colangiopancreatografia por ressonância magnética):

É uma técnica de visualização dos canais biliares e pancreáticos durante um exame de RM do pâncreas. É também conhecida como hidrografia por RM. Esta sequência adquire imagens fortemente ponderadas em T2; anteriormente, a sequência RARE era comummente utilizada, mas foi agora substituída pela sequência HASTE, que consiste num único impulso de 90° seguido de vários impulsos de refocagem constantes. A CPRM 2D foi efectuada com placas coronais SSFSE. A sequência 3D TSE fornece imagens de CPRM com alta resolução espacial, uma vez que cortes mais finos sem intervalo entre cortes permitem uma melhor avaliação de pequenos cálculos, ramos laterais do ducto pancreático principal e ductos biliares intra-hepáticos (255,256). A CPRM tridimensional pode ser realizada numa série de retenções respiratórias ou durante a respiração livre. A principal desvantagem desta técnica é o tempo de aquisição relativamente longo.

Secritina MRCP: A secretina é uma hormona polipeptídica segregada pela mucosa duodenal em resposta ao ácido lático (257). Induz a secreção pancreática de água e bicarbonato. Nos primeiros 5-7 minutos, o tónus do esfíncter de Oddi é aumentado. Estes efeitos conduzem a uma dilatação temporária dos ductos pancreáticos. A secretina humana sintética é administrada por via intravenosa durante 1 minuto e as imagens são obtidas até 7-10 minutos.

A CPRM ajuda a detetar pequenos tumores, o que pode ser facilitado se forem tidas em conta as anomalias ductais, e também ajuda a distinguir entre tumores e pancreatite crónica. A CPRM é um procedimento não invasivo com quase o mesmo valor de diagnóstico que a CPRE. A única vantagem da CPRE em relação à CPRM é o facto de se poder tentar uma manobra tanto diagnóstica como terapêutica (258). Hekimoglu K et al. compararam a CPRE com a CPRM e concluíram que a CPRM é 100% sensível e específica no diagnóstico de tumores pancreáticos (259).

Sequências com contraste:

O eco de gradiente tridimensional com supressão de gordura permite a deteção de cortes contíguos de 2 a 5 mm num intervalo de 20 segundos. Os quelatos de gadolínio (como o gadopentetato dimeglumina) são o agente de escolha em doentes com cancro pancreático para estadiamento vascular local, tumores neuroendócrinos e lesões quísticas. É efectuado um exame trifásico com fase arterial, portal e retardada para captar todo o pâncreas e o fígado em múltiplas fases. A temporização do exame pode ser efectuada com atrasos fixos, rastreio de bolus em tempo real ou um bolus de teste. As contra-indicações para a utilização de gadolínio incluem alergias graves, gravidez e disfunção renal. A sequência com gadolínio mostra uma acumulação homogénea porque o pâncreas tem uma rede vascular rica. O pâncreas é hiperintenso nas imagens iniciais com gadolínio em comparação com os outros órgãos abdominais e torna-se isointenso em relação ao fígado nas imagens posteriores. Os carcinomas pancreáticos são melhor visualizados e avaliados com uma combinação de sequências ponderadas em T1 com e sem contraste de gadolínio. As fases venosa e tardia das sequências com gadolínio são mais adequadas para a deteção de linfadenopatia peripancreática e periportal, bem como de metástases peritoneais (260). Em estudos clínicos recentes, a RM com mangafodipir, utilizando uma bobina de corpo inteiro, demonstrou ser eficaz para a deteção e o estadiamento do cancro. Romijn et al. referiram que a RM com mangafodipir melhorou a taxa de deteção do cancro, mas não a precisão da delimitação do tumor (261).

Imagem de difusão ponderada:

A imagem ponderada por difusão é um excelente complemento à imagiologia abdominal de rotina por RM. Até à data, a DWI tem sido utilizada para analisar o sistema nervoso central e o sistema músculo-esquelético. Recentemente, tem mostrado resultados prometedores na análise do pâncreas. A DWI mede o movimento browniano, ou seja, a difusão térmica aleatória das moléculas nos tecidos, e visualiza as características locais da difusão da água. Ao aplicar a ponderação da difusão, o coeficiente de difusão aparente (ADC) num determinado tecido pode ser medido e, assim, quantificar os efeitos combinados do fluxo sanguíneo capilar e da difusão da água. Este princípio pode ser utilizado para distinguir lesões neoplásicas contra o fundo de tecido normal circundante sem necessidade de um agente de contraste. Nas lesões malignas, o volume celular é grande e muito espaçado, o que reduz o espaço extracelular e restringe a livre circulação das partículas de água, resultando em hiperintensidade nas imagens ponderadas em difusão (DW) e sinal reduzido no ADC. Em contrapartida, as lesões benignas não estão associadas a uma redução do espaço extracelular e, por conseguinte, a uma maior difusão, apresentando hipointensidade nas imagens DW e sinais ADC elevados. As imagens de baixo valor b mostraram um melhor detalhe anatómico e os valores b elevados ajudaram a definir melhor o tecido tumoral em comparação com o tecido circundante. As imagens ponderadas por difusão também ajudam a detetar metástases no fígado ou nos gânglios linfáticos, que por vezes não são detectáveis com outras técnicas. A diferenciação entre pancreatite crónica e tumor pode ser difícil e confusa, uma vez que tanto a imagem ponderada em T1 como a imagem ponderada em difusão não permitem a diferenciação entre tumor e parênquima fibrótico. Fukukura referiu que a avaliação visual das imagens ponderadas em difusão pode ser enganadora nestes doentes, uma vez que a inflamação crónica aparece frequentemente hiperintensa em imagens de elevado valor b (258). [22]O valor médio do ADC para a pancreatite crónica foi de 1,24 ± 0,23 x 10-3 mm /s, P = 0,004, e o do adenocarcinoma pancreático foi de 1,160 ± 0,22 x 10-3 mm /s (262). [2-32]Fattahi et al. mostraram valores de ADC de 1,46 x 10-3 mm /s no carcinoma pancreático, que eram inferiores aos do parênquima pancreático normal, 2,11 x 10 mm /s. Hur et al. mostraram um valor ADC médio de 1,086 para um valor b de 500 e Huang et al. para um valor b de 1000 de 1,06 ± 0,15 no pâncreas com carcinoma (263-265).

Os avanços na tecnologia de RM conduziram a grandes melhorias na imagiologia do cancro pancreático. Vários relatórios da literatura descrevem o desempenho diagnóstico comparável da TCMD e da RM (229, 266-269). De acordo com um relatório recente de Koelblinger et al. (266), a sensibilidade e a especificidade médias das imagens de TC e RM com 64 detectores para a deteção do cancro pancreático são de 95% e 96%, respetivamente; a especificidade média é de 96%.

A análise quantitativa de imagens dinâmicas de RM com contraste analisa os padrões de realce e os parâmetros de perfusão, o que tem demonstrado ser objetivo e útil na avaliação de doenças malignas, tanto para o diagnóstico como para a monitorização da terapêutica. Os valores de K(trans), K(ep) e iAUC em doentes com cancro do pâncreas foram significativamente mais baixos do que em doentes com pâncreas normal (P < 0,05) e, por conseguinte, úteis para diferenciar o cancro do pâncreas dos tumores neuroendócrinos pancreáticos.

O modelo de movimento incoerente intravoxel (IVIM) tem em conta as duas fontes de decaimento do sinal e fornece assim um quadro teórico a partir do qual os parâmetros de difusão e perfusão podem ser derivados da DWI (270). Recentemente, a abordagem IVIM com múltiplos valores de b foi aplicada à imagiologia do pâncreas, e existem vários relatórios que mostram resultados promissores relativamente à diferenciação do cancro do pâncreas normal (254,271). A imagiologia hepática por RM com ácido gadoxético é também considerada uma das melhores técnicas de imagiologia para a deteção de metástases hepáticas em doentes com cancro pancreático. A sensibilidade da RM hepática com ácido gadoxético é de 85% para a deteção de metástases hepáticas no cancro pancreático, o que é significativamente superior à sensibilidade da TC, que é de aproximadamente 69% (272).

Recentemente, foram disponibilizados scanners integrados de PET e RM (PET/MR). Como a RM tem uma melhor resolução do contraste dos tecidos moles, imagiologia multiplanar e imagiologia funcional, pode ter um melhor desempenho diagnóstico em comparação com a PET/CT (273).

Tomografia por emissão de positrões:

A 18-flurodesoxiglicose oferece uma abordagem alternativa para o diagnóstico do cancro do pâncreas. Uma célula maligna tem uma taxa de glicólise aumentada em comparação com uma célula normal (274). O exame FDG-PET utiliza o metabolismo alterado da glicose das células tumorais para diferenciar entre doenças benignas e malignas: A FDG é um análogo da glucose que é transportado para as células através de um mecanismo de absorção semelhante ao da glucose. De acordo com o estudo, as células neoplásicas acumulam maiores quantidades de FDG do que as células normais, o que se deve à sua taxa metabólica mais elevada.

A expressão do gene do transportador de glucose e de outros genes associados à glicólise está aumentada em comparação com um pâncreas normal, o que provavelmente contribui para uma maior capacidade metabólica. Este aumento da expressão genética representa um mecanismo para uma maior acumulação de FDG em doentes com cancro pancreático. (275,276). A acumulação de FDG em condições inflamatórias infecciosas ou benignas está bem documentada como causa de estudos PET falso-positivos (277). Foram registados estudos falso-negativos em tumores pequenos (<2 cm) (foi sugerido que a captação de FDG está relacionada com o tamanho da lesão) e na diabetes mellitus (278,279). A PET é uma modalidade de imagem importante para a avaliação da linfadenopatia peripancreática. Muitas metástases linfonodais são pequenas (<1 cm) e podem não ser detectadas na TC ou na ultrassonografia (282). Foi relatado que a PET tem uma vantagem sobre a TC na visualização da disseminação localizada dos gânglios linfáticos no cancro pancreático (280). Uma vez que a PET é normalmente efectuada após a TC inicial, a sensibilidade e a especificidade da PET variam em função do resultado da TC. A sensibilidade e a especificidade após uma TAC positiva foram de 92% (87 a 95) e 68% (51 a 81); após uma TAC negativa, os valores correspondentes foram de 73% (50 a 88) e 86% (75 a 93) (281).

Estudos recentes investigaram o valor da PET/CT integrada, que tem uma melhor resolução espacial em comparação com os exames PET. O SUV (standardised uptake value) registado nos adenocarcinomas pancreáticos (3,50 ± 1,66) foi superior ao das lesões benignas (1,91 ± 0,65) e ao do pâncreas normal (282). Numa série de casos, a sensibilidade e a especificidade da PET/CT foram de 89% e 69%, respetivamente (283). A PET/CT é também superior à TCMD convencional para o estadiamento do tumor e a deteção de metástases à distância (a sensibilidade e a especificidade foram de 89% e 56% e de 100% e 95%, respetivamente).

Tratamento:

Cirurgia

História:

Walter Kausch descreveu pela primeira vez a técnica de pancreaticoduodenectomia em 1912. Em 1935, Allen O. Whipple efectuou uma pancreaticoduodenectomia em duas fases, que consistia num desvio das vias biliares e numa gastrojejunostomia na primeira fase da operação, seguida de uma ressecção da cabeça do pâncreas e do duodeno na segunda fase, que era realizada cerca de três semanas mais tarde. Em 1941, Whipple alterou o procedimento para uma pancreaticoduodenectomia numa única fase com pancreaticojejunostomia simultânea. O passo cirúrgico foi modificado muitas vezes, mas o objetivo principal continua a ser a remoção de toda a doença macroscópica e microscópica no pâncreas e nos gânglios linfáticos de drenagem e a obtenção de uma margem livre de tumor ou margem R0.

Os doentes com tumores ressecáveis que são submetidos a ressecção têm um tempo de sobrevivência significativamente mais longo, de 20 a 24 meses, em comparação com 10 a 12 meses para os doentes com tumores ressecáveis que não são submetidos a ressecção (284). A ressecção do tumor pode ser classificada como ressecção R0 se as margens estiverem livres de tumor, ressecção R1 se houver evidência microscópica de tumor e ressecção R2 se houver uma margem de tumor grosseiramente visível. Antes de qualquer intervenção cirúrgica, deve ser efectuada uma avaliação completa do envolvimento vascular e das metástases. O procedimento de Whipple é efectuado para uma massa da cabeça do pâncreas e representa a importante anastomose entre a pancreaticojejunostomia, a hepaticojejunostomia e a gastrojejunostomia. Os doentes com tumores ressecáveis e limítrofes são elegíveis para este procedimento; no entanto, os doentes limítrofes necessitam de ressecção e reconstrução vascular para obter uma ressecção R0. Devem ser ressecados pelo menos 12 a 15 gânglios linfáticos, uma vez que estudos demonstraram que 90% dos doentes com doença nodular positiva são identificados quando são removidos 15 gânglios (285). As complicações mais comuns incluem anastomoses pancreáticas, fístulas pancreáticas, abcessos intra-abdominais, hemorragia, infecções da ferida, anomalias metabólicas, eventos cardíacos e atraso no esvaziamento gástrico. As complicações menos comuns incluem colangite, embolia pulmonar e pancreatite aguda (286-288). A pancreatectomia distal é realizada para lesões do corpo e da cauda do pâncreas e inclui a remoção do corpo e da cauda do pâncreas, esplenectomia e ressecção de gânglios linfáticos regionais. É necessária uma pancreatectomia total se o tumor for multifocal ou se não for possível obter R0 com uma abordagem poupadora do pâncreas. Estudos demonstraram que, nos doentes submetidos a cirurgia, a taxa de sobrevivência a 1 ano é de 65 %, a taxa de sobrevivência a 2 anos é de 37 %, a taxa de sobrevivência a 5 anos é de 10 % a 27 % e a taxa de sobrevivência a 10 anos é de 5 % a 14 % (289, 290). Os factores favoráveis de prognóstico incluem tumores com menos de 2 a 3 cm de dimensão, margens negativas, gânglios linfáticos negativos, tumores bem ou moderadamente diferenciados, ausência de invasão perineural/perivascular, CA 19-9 inferior a 90 a 180, ausência de doença pulmonar obstrutiva crónica, ausência de fuga biliar, ausência de terapêutica adjuvante, ausência de diabetes mellitus e idade inferior a 65 anos (289, 290).

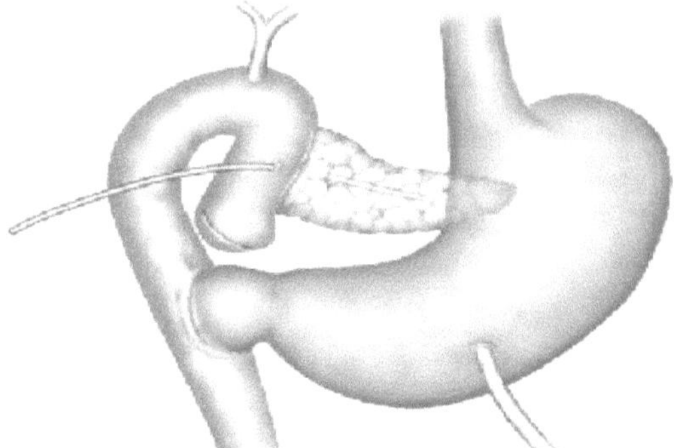

Figura 3.12: Esquema da pancreaticoduodenectomia com preservação do piloro com um

stent pancreático no ducto pancreático. (Ann Surg 2000; 231:293-300)

Invasão vascular:

Apenas 16% dos doentes apresentam doença completamente confinada ao pâncreas na fase inicial (4,5), sendo que aproximadamente 85% a 90% têm um tumor irressecável cirurgicamente na altura do diagnóstico (4,5,6). No entanto, na ausência de doença metastática que impeça a ressecção, a avaliação da invasão vascular é um parâmetro importante para determinar a ressecabilidade no cancro do pâncreas. A invasão vascular é um achado relativamente comum no cancro pancreático, sendo observada em 21%-64% dos doentes (5,222). A infiltração tumoral de um tronco grande, como a artéria celíaca, mesentérica superior ou hepática, deve ser cuidadosamente analisada, uma vez que constitui uma contraindicação à cirurgia (291-293). No entanto, o envolvimento isolado de ramos mais pequenos, como a artéria gastroduodenal, não é contraindicado para ressecção cirúrgica (291). A artéria mesentérica superior

Os vasos são os vasos mais frequentemente afectados neste tipo de cancro, devido à sua estreita relação com a cabeça, o processo uncinado e o corpo do pâncreas (291,294). A invasão venosa limitada não constitui uma contraindicação absoluta à cirurgia (196,293,295-297). As técnicas de imagiologia actuais melhoraram e permitem uma deteção mais precisa da invasão vascular. A deteção é fundamental para o planeamento pré-operatório do cirurgião, uma vez que as superfícies posterior e lateral da veia porta e da veia mesentérica superior só podem ser avaliadas quando o procedimento cirúrgico estiver bastante avançado. Por conseguinte, a gestão da suspeita de adesão do tumor a um vaso é um dos desafios mais importantes num procedimento de Whipple, e um erro comum

é o diagnóstico errado de um vaso principal envolvido (6).

Table 3.12: Critérios para tumores pancreáticos ressecáveis e não ressecáveis

Resectable Pancreatic tumors

1 No distant metastases

2 No extension to the SMA, normal fat plant between the tumor and SMA

3 No extension to the coeliac axis or Hepatic artery

4 Patent SMV/PV

Unresectable Pancreatic tumors

1 Encased SMA (>180 degree)

2 Encased hepatic artery with no option for reconstruction

3 Occluded SMV/PV with no option for reconstruction

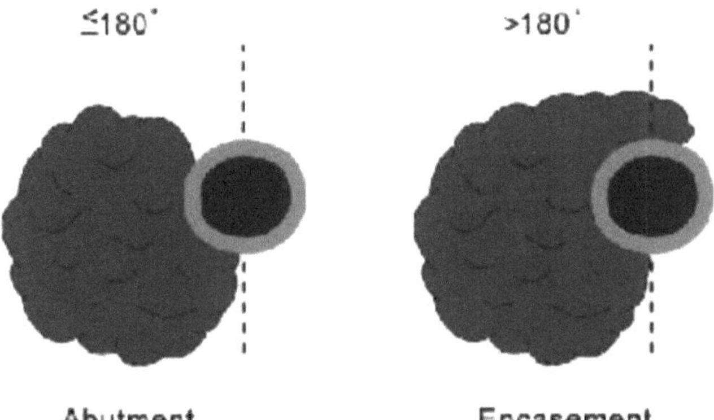

Figura 3.13: O envolvimento do tumor em < 180° da circunferência do vaso é referido como aposição do tumor e o envolvimento do tumor em mais de 180° da circunferência do vaso é referido como cerco do tumor.

Tomografia computorizada para avaliar a invasão vascular:

A primeira classificação do envolvimento vascular foi efectuada por Loyer et al. (298), que classificou a extensão da ligação do tumor à parede de um vaso de tipo A a tipo

F. No tipo A, existe um plano adiposo à volta do vaso; no tipo B, o parênquima pancreático normal separa o tumor do vaso; no tipo C, o tumor não pode ser separado do vaso, mas os pontos de contacto formam uma convexidade contra o vaso; no tipo D, o tumor rodeia parcialmente o vaso e os pontos de contacto formam uma concavidade contra a parede do vaso; no tipo E, o tumor rodeia completamente o vaso; e no tipo F, o tumor oclui completamente o vaso.Este sistema de classificação não distingue entre envolvimento venoso e arterial. Lu et al (215) descreveram uma escala de cinco graus para avaliar a invasão vascular local: grau 0, nenhum tumor adjacente ao vaso; grau 1, tumor adjacente a menos de um quarto da circunferência; grau 2, entre um quarto e metade da circunferência; grau 3, entre metade e três quartos da circunferência; e grau 4, mais de três quartos da circunferência.

Encontraram uma sensibilidade de 84%, uma especificidade de 98%, um valor preditivo positivo (VPP) de 95% e um valor preditivo negativo (VPN) de 93% para a irressecabilidade. Hough et al. (299) encontraram uma sensibilidade de 91% e uma especificidade de 98% para o sinal em lágrima da veia mesentérica superior; resultados semelhantes foram também relatados noutras séries (300).

Table 3.13: Critérios para invasão vascular de Lu et al. (215)

Envolvimento vascular (Lu et al.)
Grau 0- Sem contiguidade do tumor com o vaso
Tumor de grau 1 limitado a menos de um quarto da circunferência
Grau 2 - Infestação entre um quarto e metade da circunferência (menos de 1800) Grau 3 - Infestação entre metade e três quartos da circunferência (mais de 1800) Grau 4 - Infestação de mais de três quartos da circunferência ou vasoconstrição

Warshaw AL et al. mostraram um valor preditivo positivo de 55% para invasão venosa e 94% para invasão arterial; um valor preditivo negativo de 95% para invasão venosa e 94% para invasão arterial (301). DeWitt J. et al, sensibilidade de 85% para a invasão da veia mesentérica superior e da veia porta, 86% para a invasão da artéria mesentérica superior, 87% para a invasão do tronco celíaco; especificidade de 95% para a invasão da veia mesentérica superior e da veia porta, 97% para a invasão da artéria mesentérica superior, 99% para a invasão do tronco celíaco; Valor preditivo positivo de 90% para a invasão da veia mesentérica superior e da veia porta, 83% para a invasão da artéria mesentérica superior, 93% para a invasão do tronco celíaco; valor preditivo negativo de 92% para a invasão da veia mesentérica superior e da veia porta, 98% para a invasão da artéria mesentérica superior e do tronco celíaco (4).

Saldinger et al. compararam a TC helicoidal e a angiografia por TC com reconstrução tridimensional para estadiar prospectivamente 100 doentes com neoplasia periampular. O envolvimento vascular foi classificado de 0 a 4, com o grau 0 a representar a ausência de envolvimento vascular e o grau 4 a representar o envolvimento completo da AMS ou do VSM. As taxas de ressecabilidade para os graus 0, 1, 2 e 3 foram de 96%, 100%, 50% e 9%, respetivamente, com uma taxa de ressecabilidade global de 76% (302).

RMN para avaliar a invasão vascular:

Os critérios de RMN para a invasão vascular são os seguintes (1) oclusão do vaso com ou sem colaterais, (2) infiltração tumoral do tecido adiposo peri-vascular, (3) contacto circunferencial de mais de 180 graus entre o tumor e o vaso, e (4) efeito de massa ao longo de um lado do vaso por mais de 2 cm (5,244,269,303). Relativamente à deteção de invasão vascular, a RM tem uma precisão de aproximadamente 94% com imagens ponderadas em T1 melhoradas (64). Romijn et al. (261) encontraram uma exatidão de 81% com mangafodipir-trissódico no seu estudo. Outros poucos estudos mostraram uma sensibilidade de 47% a 83% (303, 222), uma especificidade superior a 95% (294), um valor preditivo positivo superior a 70% (5) e um valor preditivo negativo de 23% a 96% (222, 304).

A precisão da RM na visualização dos vasos é semelhante à da TC (269,305,306). Deve ser reservada para os doentes que não podem beneficiar da TC devido a alergia ao iodo, insuficiência renal ou gravidez, ou se os resultados da TC forem inconclusivos (248).

Ultrassom para avaliar a invasão vascular:

A ecografia em combinação com o Doppler é uma técnica de imagiologia relativamente precisa, barata e não ionizante para o exame inicial de doentes com suspeita de tumores pancreáticos. No entanto, a ecografia tem demonstrado fraquezas na deteção de localizações mais profundas. A ecografia em conjunto com o Doppler fornece uma medida razoavelmente fiável da permeabilidade vascular e pode melhorar a precisão na avaliação da invasão vascular (307). A sensibilidade situa-se entre 60 % e 90 % (308, 146), a especificidade é superior a 90 % (308, 146), o valor preditivo positivo é superior a 90 % (309) e o valor preditivo negativo é superior a 75 % (133, 310). Os critérios ecográficos do Doppler a cores para a invasão vascular são (1) ausência de tecido hiperecogénico entre o tumor e o vaso, (2) continuidade superior a 2 cm entre o tumor e o vaso, (3) contacto circular entre o tumor e o vaso, (4) estreitamento circular do lúmen do vaso e (5) oclusão ou trombose do vaso (309-312,192).

Exame de ultra-sons endoscópicos para avaliar a invasão vascular:

Sugiyama et al (313) referiram que a EUS é mais precisa do que a TC, a US e a angiografia na deteção da invasão da veia porta; foram apresentados resultados semelhantes noutras séries (167,314). Brugge et al (315) demonstraram que a EUS tem uma elevada sensibilidade na deteção da invasão da veia porta e da veia esplénica. A invasão arterial foi difícil de avaliar com a EUS (314,316). A EUS tem uma sensibilidade de 50%-100% (316-319), uma especificidade de 58%-100% (316,319), um valor preditivo positivo de 28%-100% (316,320) e um valor preditivo negativo de 18%-93% (170,321) para a deteção de invasão vascular.

Ressecabilidade limítrofe:

observações clínicas. Os doentes submetidos a ressecção cirúrgica de adenocarcinoma ductal pancreático são altamente dependentes do estado das margens, estando a excisão macroscópica completa e as margens histologicamente negativas (ressecção R0) associadas aos melhores resultados. As taxas de sobrevivência dos doentes submetidos a excisão macroscópica completa mas com margens positivas (ressecção R1) são baixas na maioria das séries (322-325). Mais significativamente, os doentes que são submetidos a ressecção com tumor macroscópico residual (ressecção R2) têm um prognóstico semelhante ao dos doentes tratados com terapêutica não cirúrgica (44, 325-327). Allema et al (328) publicaram uma série de 20 casos de ressecções da veia mesentérica superior/veia porta (SMV/PV) em 1994, que não mostraram diferenças significativas na sobrevivência em comparação com a cirurgia de Whipple padrão e confirmaram a viabilidade do procedimento e a capacidade de obter ressecções R0 com esta técnica.

Em 2004, uma equipa do MD Anderson analisou todos os doentes submetidos a cirurgia de Whipple na sua instituição entre 1990 e 2002 para examinar o impacto da ressecção vascular no estado das margens e na sobrevivência do adenocarcinoma pancreático (329). Dos 291 pacientes submetidos a cirurgia de Whipple, 181 foram tratados com o procedimento de Whipple padrão e 110 com cirurgia de Whipple com ressecção vascular. A mediana do tempo de sobrevivência foi de 26,5 meses no grupo de DP padrão e de 23,4 meses no grupo que necessitou de ressecção vascular (P = 0,18).

Vários estudos sugerem que a quimiorradiação neoadjuvante pode melhorar a ressecabilidade e prevenir a recorrência local (330,331). Um estudo de fase II publicado em 1993 mostrou uma redução significativa na incidência de margens e gânglios linfáticos positivos.

nódulos em tumores tratados com quimiorradiação pré-operatória (331). Noutro estudo de 28 doentes com adenocarcinoma localmente avançado, foi efectuada quimiorradiação pré-operatória com 5-fluorouracil (5-FU). Após o reestadiamento, 17 dos 28 doentes foram ressecados com sucesso e com poucas complicações, confirmando a viabilidade e segurança da terapêutica neoadjuvante com ressecção subsequente (332). White et al (333) relataram mais tarde 111 doentes com adenocarcinoma do pâncreas, 53 dos quais eram potencialmente ressecáveis e 58 com doença localmente avançada, que foram submetidos a tratamento neoadjuvante com quimiorradiação seguido de reestadiamento e cirurgia. 11 de 58 (19%) doentes com doença localmente avançada foram submetidos a ressecção. 6 de 58 (11%) tumores foram despromovidos de localmente avançados para potencialmente ressecáveis por terapia neoadjuvante.

A National Comprehensive Cancer Network (NCCN) define os tumores limítrofes ressecáveis como tendo o seguinte (1) envolvimento venoso do SMV/ PV com aposição do tumor, envolvimento ou oclusão venosa de segmento curto, mas com vasos adequados proximais e distais à área de envolvimento vascular para permitir uma ressecção e reconstrução seguras; (2) inclusão da artéria gastroduodenal na artéria hepática e inclusão de um segmento curto ou oclusão direta do tumor da artéria hepática sem extensão ao eixo celíaco; ou (3) envolvimento da AMS do tumor < 180°.

O MD Anderson Cancer Center também definiu tumores limítrofes ressecáveis e difere da definição proposta pelo NCCN ao incluir tumores com um conteúdo de SMA >1800.

Table 3.14: Critérios para tumores pancreáticos ressecáveis por boderline

Limite ressecável
1 Aposição do tumor < 180 graus *(< 50%)* da circunferência da AMS
2 Encasulamento/abutment do segmento curto da CHA (tipicamente na origem da GDA)
3 Encerramento do segmento curto da SMV/PV com um vaso adequado acima e abaixo

A TC é o procedimento imagiológico mais estudado para a avaliação do cancro pancreático. No entanto, até 20% dos doentes considerados ressecáveis pela TC antes da cirurgia apresentam metástases ocultas na TC, por exemplo metástases hepáticas ou peritoneais, detectadas por laparoscopia ou laparotomia (334,335), o que constitui a principal limitação da TC multidetectores. A RM é mais valiosa, uma vez que visualiza melhor os tumores de dimensões subcentimétricas/metástases hepáticas, a carcinomatose peritoneal e sinais subtis de infiltração vascular (336,337). A utilização da PET/CT na avaliação do cancro do pâncreas potencialmente ressecável permanece pouco clara e é principalmente utilizada para detetar metástases em doentes de alto risco e para avaliar a resposta à quimioterapia (338,339,283).

A terapia neoadjuvante é atualmente a abordagem inicial preferida (340). Em doentes com cancro pancreático limítrofe ressecável, é necessária uma biopsia antes do início da terapêutica neoadjuvante. Estudos demonstraram que a aspiração com agulha fina guiada por EUS é um meio seguro e económico de aumentar a precisão do diagnóstico no cancro pancreático (341-343). Foi demonstrado que o valor pré-operatório de CA 19-9 está correlacionado com o estádio do cancro pancreático e, por conseguinte, com a possibilidade de ressecção (344,345). Os valores de CA 19-9 antes do início da quimioterapia adjuvante demonstraram ter valor prognóstico e podem ser acompanhados para avaliar a resposta (346-348). Por conseguinte, os níveis de CA 19-9 devem normalmente ser determinados antes da cirurgia, após a cirurgia, antes da terapêutica adjuvante e durante a vigilância ativa.

As vantagens do tratamento neoadjuvante incluem o tratamento precoce das micrometástases, uma melhor seleção dos doentes para cirurgia, um tratamento mais eficaz e a possibilidade de conseguir algum downstaging e/ou aumentar a probabilidade de ressecção R0 (349).

Em 2001, Mehta et al. (350) descreveram a primeira série de casos prospectivos de 15 doentes tratados com 5-FU e radioterapia. 9 dos 15 doentes foram ressecados, todos com margens não envolvidas. Concluiu-se que a quimiorradiação é bem tolerada, pode reduzir o tumor, esterilizar os gânglios linfáticos regionais e melhorar a ressecabilidade em doentes com cancro do pâncreas marginalmente ressecável. No primeiro estudo prospetivo multi-institucional, Landry et al (351) comunicaram a tolerabilidade das terapêuticas neoadjuvantes em doentes marginalmente ressecáveis, com taxas de ressecabilidade e de sobrevivência comparáveis às comunicadas em estudos retrospectivos. Small et al (352) utilizaram pela primeira vez a definição da NCCN de doença ressecável limítrofe num ensaio multicêntrico que utilizou gemcitabina neoadjuvante em dose completa mais radioterapia e concluíram que o tratamento foi bem tolerado e que 33% dos doentes em geral puderam ser submetidos a ressecção. Observaram uma taxa de sobrevivência num ano de 76%. Chuong et al (353) efectuaram uma revisão retrospetiva de 73 doentes, dos quais 32 eram doentes limítrofes ressecáveis que foram submetidos a ressecção, apenas um doente (3,1%) teve ressecção R1, enquanto 31 doentes (96,9%) tiveram ressecções R0, e a sobrevivência global mediana foi de 20 meses.

BIBLIOGRAFIA

1. Dhir V, Mohandas KM, Epidemiology of digestive tract cancers in India IV Gall bladder and pancreas (Epidemiologia dos cancros do aparelho digestivo na Índia IV Vesícula biliar e pâncreas), Indian J Gastroenterol. 1999 Jan-Mar;18(1):24-8

2. Balakrishnan V, Unnikrishnan AG, Thomas V, Choudhuri G, Veeraraju P, Singh SP et al. Chronic pancreatitis. A prospective nationwide study of 1,086 subjects from India, JOP. 2008 Sep 2;9(5):593-600.

3. Relatório Anual de 1987 e 1988-89, Programa Nacional de Registo do Cancro. Nova Deli: Conselho Indiano de Investigação Médica. 1990 e 1992.

4. DeWitt J, Devereaux B, Chriswell M, McGreevy K, Howard T, Imperiale TF, Ciaccia D, Lane KA, Maglinte D, Kopecky K, LeBlanc J, McHenry L, Madura J, Aisen A, Cramer H, Cummings O, Sherman S. Comparação da ultrassonografia endoscópica e da tomografia computorizada multidetectores para deteção e estadiamento do cancro do pâncreas. Ann Intern Med 2004; 141: 753-763

5. Arslan A, Buanes T, Geitung JT. Pancreatic cancer: MR, MR angiography and dynamic helical CT in the assessment of vascular invasion (Cancro do pâncreas: RM, angiografia por RM e TC helicoidal dinâmica na avaliação da invasão vascular). EurJRadiol 2001;38: 151-159

6. Snady H, Bruckner H, Siegel J, Cooperman A, Neff R, Kiefer L. Critérios de ultrassom endoscópico de invasão vascular de tumores pancreáticos potencialmente ressecáveis. GastrointestEndosc 1994; 40: 326-333

7. Bipat S, Phoa SS, van Delden OM, Bossuyt PM, Gouma DJ, Lameris JS, et al. Ultrassons, tomografia computorizada e ressonância magnética para o diagnóstico e determinação da ressecabilidade do adenocarcinoma pancreático: uma meta-análise. J Comput Assist Tomogr. 2005;29:438-45.

8. Fitzgerald PJ. Anedotas médicas sobre algumas doenças do pâncreas. In: Fitzgerald PJ, Morrison AB, eds. The Pancreas. Baltimore: Williams and Wilkins, 1980:1-29.

9. Antonio C.B, Liberato J.A.D, Robert T. Tidrick, MD, Neil Ft. T, History of the pancreas. The American Journal of Surgery 1983;146(5):539-50

10. Broe Patrick J, Mehioan DG, Cameron JL. Pancreas transplantation. Surg Clin North Am 1981; 81:85-98.

11. Siegel R, Naishadham D, Jemal A. Estatísticas do cancro, 2013.CA Cancer J Clin. 2013;63(1):11-30.

12. Raimondi S, Maisonneuve P, Lowenfels AB. Epidemiology of pancreatic cancer: an overview (Epidemiologia do cancro do pâncreas: uma visão geral). Nat Rev Gastroenterol Hepatol. 2009; 6:699-708.

13. Cancro do pâncreas | World Cancer Research Fund International [Internet]. Wcrf.org. 2016 [citado 25 de setembro de 2016].

14. Sadler T, Langman J, Sadler T. Langman's essential medical embryology. Filadélfia: Lippincott Williams & Wilkins; 2005.

15. Shackelford R, Yeo C, Peters J. Shackelford's surgery of the alimentary tract. Filadélfia: Saunders/Elsevier; 2007.

16. Gray H, Standring S, Ellis H, Berkovitz B. Gray's anatomy. Edimburgo: Elsevier Churchill Livingstone; 2005.

17. Kumar R. Pancreas. In: Kumar V, Abbas A, Aster J, editores. Robbins Basic Pathology, 9ª edição. Filadélfia: Elsevier Saunders; 2007.

18. Duell EJ. Epidemiologia e possíveis mecanismos do tabagismo e do consumo excessivo de álcool no cancro do pâncreas. Mol Carcinog 2012; 51(1): 40-52.

19. Wittel UA, Momi N, Seifert G, Wiech T, Hopt UT, Batra SK. Os efeitos patobiológicos do fumo do cigarro no desenvolvimento do cancro do pâncreas (revisão). Int J Oncol 2012; 41(1):5-14.

20. Zavoral M, Minarikova P, Zavada F, Salek C, Minarik M. Molecular biology of pancreatic cancer (Biologia molecular do cancro do pâncreas). World J Gastroenterol 2011; 17(24):2897-908.

21. Hassan MM, Bondy ML, Wolff RA, Abbruzzese JL, Vauthey JN, Pisters PW et al. Factores de risco para o cancro do pâncreas: um estudo de caso-controlo. Am J Gastroenterol 2007; 102(12):2696-707.

22. Lowenfels, AB, & Maisonneuve P. (2004). Epidemiologia e prevenção do cancro do pâncreas. Jornal Japonês de Oncologia Clínica, 34(5), 238-244.

23. Lowenfels AB, Maisonneuve P, DiMagno EP, Elitsur Y, Gates LK Jr, Perrault J et al. Hereditary pancreatitis and the risk of pancreatic cancer. Grupo Internacional de Estudo da Pancreatite Hereditária. J Natl Cancer Inst 1997; 89(6):442-6.

24. Lowenfels AB, Maisonneuve P, Cavallini G, Ammann RW, Lankisch PG, Andersen JR, et al. Pancreatitis and the risk of pancreatic cancer. International Pancreatitis Study Group. N Engl J Med 1993;328:1433-7

25. Malka D, Hammel P, Maire F, Rufat P, Madeira I, Pessione F et al. Risk of pancreatic adenocarcinoma in chronic pancreatitis. Gut 2002; 51(6):849-52.

26. Bansal P, Sonnenberg A. Pancreatitis is a risk fator for pancreatic cancer. Gastroenterology 1995; 109(1):247-51.

27. Bracci PM, Wang F, Hassan MM, Gupta S, Li D, Holly EA. Pancreatite e cancro do pâncreas em dois grandes estudos de caso-controlo agrupados. Cancer Causes Control 2009; 20(9):1723-31

28. Hong SM, Park JY, H, Goggins M. Assinaturas moleculares do cancro do pâncreas. Arch Pathol Lab Med 2011: 135(6):716-727

29. Bracci PM. Obesidade e cancro do pâncreas: revisão de evidências epidemiológicas e mecanismos biológicos. Mol Carcinog 2012;5(1):53-63

30. Everhart J, Wright D. Diabetes mellitus as a risk fator for pancreatic cancer. Uma meta-análise. J Am Med Assoc 1995; 273:1605-9

31.	Lal G, Liu G, Schmocker B, Kaurah P, Ozcelik H, Narod SA, et al. Inherited predisposition to adenocarcinoma of the pancreas: role of family history and germline mutation of p16, BRCA1 and BRCA2. Cancer Research 2000; 60:409-16

32.	McCleary-Wheeler AL, McWilliams R, Fernandez-Zapico ME. Vias de sinalização aberrantes no cancro do pâncreas: uma visão de dois compartimentos. Mol Carcinog 2012; 51(1):25-39.

33.	Hruban R, Pitman M, Klimstra D. Adenocarcinoma ductal. AFIP Atlas of Tumour Pathology.tumours of the pancreas. Washington, D.C.: Registo Americano de Patologia; 2007. pp 111-64.

34.	Kloppel G, Hruban R, Longnecker D, G. Adler, S.E. Kern, TJ. Partanes. Tumores do pâncreas exócrino. In: Hamilton S, Aaltonen L, editores. World Health Organization Classification of Tumours: Pathology and Genetics of Tumours of the Digestive System. Lyon, França: IARC Press; 2000. pp. 219-51.

35.	Hruban RH, Fukushima N. Pancreatic adenocarcinoma: update on the surgical pathology of carcinomas of ductal origin and PanINs. Mod Pathol 2007; 20(Suppl 1):S61-S70.

36.	Klimstra DS, Pitman MB, Hruban RH. An algorithmic approach to the diagnosis of pancreatic neoplasms (Uma abordagem algorítmica ao diagnóstico de neoplasias pancreáticas). Arch Pathol Lab Med 2009; 133(3):454- 64.

37.	Egawa S, Takeda K, Fukuyama S, Motoi F, Sunamura M, Matsuno S. Aspectos clínico-patológicos do carcinoma pancreático pequeno. Pancreas 2004; 28(3):235-40.

38.	Solcia E, Capella C, Kloppel G. Tumores do pâncreas exócrino. In: Tumours of the pancreas. Washington, D.C.: Instituto de Patologia das Forças Armadas; 1997. pp. 31-144.

39.	Ottenhof N, de Wilde R, Maitra A, Hruban RH, Offerhaus GJ. Características moleculares do adenocarcinoma ductal pancreático. Pathol Res Int 2011; 2011:620601

40.	Liebig C, Ayala G, Wilks JA, Berger DH, Albo D. Invasão perineural no cancro: uma revisão da literatura. Cancro 2009; 115(15):3379-91.

41.	Bapat AA, Hostetter G, Von Hoff DD, Han H. Invasão perineural e dor associada no cancro do pâncreas. Nat Rev Cancer 2011;11(10):695-707

42.	Morton DA, Foreman KB, Albertine KH, editores. The big picture: gross anatomy. Nova Iorque: McGraw-Hill; 2011.

43.	Ibukuro K. Anatomia vascular do pâncreas e aplicações clínicas. Int J Gastrointest Cancer 2001; 30(1-2):87-104.

44.	Winter JM, Cameron JL, Campbell KA, Arnold MA, Chang DC, Coleman J, Hodgin MB, Sauter PK, Hruban RH, Riall TS, Schulick RD, Choti MA, Lillemoe KD, Yeo CJ. 1423 Pancreatic duodenectomies for pancreatic cancer: a single-institution experience. J Gastrointest Surg 2006; 10: 1199-1210;

45. Nakagohri T, Kinoshita T, Konishi M, Takahashi S, Gotohda N. Nodal involvement is strongest predictor of poor survival in patients with invasive adenocarcinoma of the head of the pancreas. Hepatogastroenterology 2006; 53(69):447-51.

46. Wilting J, Hawighorst T, Hecht M, Christ B, Papoutsi M. Development of lymphatic vessels: lymphangiogenesis of tumours and lymphatic invasion (Desenvolvimento de vasos linfáticos: linfangiogénese de tumores e invasão linfática). Curr Med Chem 2005; 12(26):3043-53.

47. Leong SP, Nakakura EK, Pollock R, Choti MA, Morton DL, Henner WD et al al. Unique patterns of metastases in common and rare types of malignancy (Padrões únicos de metástases em tipos comuns e raros de malignidade). J Surg Oncol 2011;103(6):607-14.

48. Sai M, Mori H, Kiyonaga M, Kosen K, Yamada Y, Matsumoto S. Invasão linfática peripancreática por cancro do pâncreas: avaliação com TC de fileira multidetectores. Abdom Imaging 2010; 35(2):154-62.

49. O'Morchoe CC. O sistema linfático do pâncreas. Microsc Res Tech 1997;37(5-6):456-77.

50. Craig JR, Peters RL, Edmondson HA. Tumores do fígado e dos canais biliares intra-hepáticos. AFIP: Washington, D.C. 1989

51. Kloppel G, Pancreatic tumours, non-endocrine tumours. In: Pathology of the Pancreas, Kloppel G, Heitz PU (eds), Churchill Livingstone: Edinburgh. 1994.

52. Gold EB, Goldin SB (1998). Epidemiology of and risk factors for pancreatic cancer (Epidemiologia e factores de risco do cancro do pâncreas). Surg Oncol Clin N Am 7: 67-91

53. Sessa F, Bonato M, Frigerio B, Capella C, Solcia E, Prat M et al.(1990). Os carcinomas ductais do pâncreas expressam frequentemente marcadores de células epiteliais gastrointestinais. Gastroenterologia 98: 1655-1665.

54. Yeo CJ, Cameron JL, Lillemoe KD, Sitzmann JV, Hruban RH, Goodman SN et al.(1995). Pancreaticoduodenectomy for cancer of the head of the pancreas.201 patients. Ann Surg 221: 721-731.

55. Morohoshi T, Held G, Kloppel G (1983). Tumores pancreáticos exócrinos e sua classificação histológica. Um estudo baseado em 167 autópsias e 97 casos cirúrgicos. Histopatologia 7: 645-661.

56. Alpert LC, Truong LD, Bossart MI, Spjut HJ (1988). Adenoma microcístico (cistadenoma seroso) do pâncreas: um estudo de 14 casos com correlação imuno-histoquímica e microscópica eletrónica. Am J Surg Pathol 12: 251-263.

57. Compagno J, Oertel JE (1978). Adenomas microcísticos do pâncreas (cistoadenomas ricos em glicogénio): um estudo clinicopatológico de 34 casos. Am J Clin Pathol 69: 289-298.

58. Strobel O, Z'Graggen K, Schmitz-Winnenthal F, Friess H, Kappeler A, Zimmermann A, et al. Risk of malignity in serous cystic neoplasms of the pancreas. Digest 2003; 68:24-33.

59. Yoshimi N, Sugie S, Tanaka T, Aijin W, Bunai Y, Tatematsu A, Okada T,

Mori H (1992). Um caso raro de cistoadenocarcinoma seroso do pâncreas. Cancro 69: 2449-2453.

60. Thompson LD, Becker RC, Przygodzki RM, Adair CF, Heffess CS (1999). Neoplasia cística mucinosa (cistadenocarcinoma mucinoso de baixo potencial maligno) do pâncreas: um estudo clinicopatológico de 130 casos. Am J Surg Pathol 23: 1-16.

61. Zamboni G, Scarpa A, Bogina G, Iacono C, Bassi C, Talamini, et al. (1999). Tumores císticos mucinosos do pâncreas: características clinicopatológicas, prognóstico e relação com outros tumores císticos mucinosos. Am J Surg Pathol 23: 410-422.

62. Longnecker DS, Tosteson TD, Karagas MF, Mott LA (1998).Incidência de carcinoma mucinoso papilar intraductal do pâncreas em japoneses e caucasianos em dados SEER. Pancreas 17: 446.

63. Paal E, Thompson LD, Przygodzki RM, Bratthauer GL, Heffess CS (1999). Estudo clinicopatológico e imunohistoquímico de 22 neoplasias mucinosas papilares intraductais do pâncreas, com revisão da literatura. Mod Pathol 12: 518-528.

64. Yamada M, Kozuka S, Yamano K, Nakazawa S, Naitoh Y, Tsukamoto Y (1991). Tumor do pâncreas produtor de mucina. Cancro 68: 159-168.

65. Alexander B, Fernandez-Del Castillo C, Ryan D, Kachnic LA, Hezel AF, Niemierko A et al. Adenocarcinoma mucinoso papilar intraductal do pâncreas: resultados clínicos, factores de prognóstico e o papel da terapia adjuvante. Gastrointest Cancer Res 2011; 4:116-21

66. Matos J, Grutzmann R, Agaram N, Saeger HD, Kumar HR, Lillemoe KD et al. Neoplasias sólidas pseudopapilares do pâncreas: um estudo multinacional de 21 doentes. J Surg Res 2009; 157:e137-42.

67. Reddy S, Cameron J, Scudiere J, Hruban RH, Fishman EK, Ahuja N et al. Surgical management of solid pseudopapillary neoplasms of the pancreas (Franz or Hamoudi tumours): A large single-institution series. J Am Coll Surg 2009; 208:950-7.

68. Wisnoski N, Townsend C, Nealon W, Freeman JL, Riall TS. 672 pacientes com carcinoma de células acinares do pâncreas: uma comparação de base populacional com o adenocarcinoma do pâncreas. Surgery 2008; 144:141-8.

69. Alexander R, Nakeeb A, Sandrasegaran K, Robertson MJ, An C, Al-Haddad MA, et al. Linfoma primário derivado do centro folicular pancreático mascarado de carcinoma. Gastroenterol Hepatol (NY) 2011; 7:834-8.

70. Nicholls AG. Adenoma simples do pâncreas proveniente de uma ilhota de Langerhans. J Med Res 1902; 8(2):385-395.

71. Mansour JC, Chen H. Endocrine tumours of the pancreas (Tumores endócrinos do pâncreas). J Surg Res 2004; 120(1):139-161.

72. Zollinger RM, Ellison EH. Ulceração péptica primária do jejuno associada a tumores das células das ilhotas do pâncreas. Ann Surg 1955; 142(4): 709- 723; Discussão, 724-728.

73. Horton KM, Hruban RH, Yeo C, Fishman EK. TC de linha multidetectores de tumores pancreáticos de células dos ilhéus. RadioGraphics 2006; 26(2):453-

464.

74.   Chastain MA. Glucagonoma syndrome: a review of its features and a discussion of new perspectives. Am J Med Sci 2001; 321(5):306-320.

75.   Verner JV, Morrison AB. Tumor das células dos ilhéus e uma síndrome de diarreia aquosa refractária e hipocaliemia. Am J Med 1958; 25(3):374-380.

76.   Bloom SR, Polak JM, Pearse AG. Vasoactive intestinal peptides and watery diarrhoea syndrome. Lancet 1973; 2(7819):14-16.

77.   Ghaferi AA, Chojnacki KA, Long WD, Cameron JL, Yeo CJ. VIPomas do pâncreas: revisão do tópico e experiência de uma instituição. J Gastrointest Surg2008;12(2):382-393.

78.   Larsson LI, Hirsch MA, Holst JJ, Ingemansson S, Kuhl C, Jensen SL et al. Pancreatic somatostatinoma: clinical features and physiological implications. Lancet 1977;1(8013):666-668.

79.   Gullo L, Migliori M, Falconi M, Pederzoli P, Bettini R, Casadei R et al. Nonfunctioning pancreatic endocrine tumours: a multicentre clinical study. Am J Gastroenterol 2003;98(11): 2435-2439

80.   Kelsen DP, Portenoy R, Thaler H, Tao Y, Brennan M. Pain as a predictor for Outcome in patients with operable pancreatic carcinoma. Cirurgia 1997; 122(1):53-9.

81.   Chari S, Leibson C, Rabe K, Timmons LJ, Ransom J, de Andrade M et al. Pancreatic cancer-associated diabetes mellitus: prevalence and temporal relationship with cancer diagnosis. Gastroenterologia 2008; 134:95-101

82.   Eisenberg R. Gastrointestinal Radiology. Philadelphia: Lippincott-Raven Publishers; 1996

83.   Rattner D, Fernandez-del Castillio C, Warshaw A. Neoplasias císticas do pâncreas. Ann Oncol 1999;10(suppl 4):104S-106S

84.   Buetow PC, Parrino TV, Buck JL, Pantongrag-Brown L, Ros PR, Dachman AH, et al. Islet cell tumours of the pancreas: pathologic-imaging correlation among size, necrosis and cysts, calcification, malignant behaviour, and functional status. AJR 1995;165:1175-1179

85.   Buetow P, Buck J, Pantongrag-Brown L, Beck KG, Ros PR, Adair CF. Sólido e neoplasia epitelial papilar do pâncreas: correlação imagiológica e patológica em 56 casos. Radiologia 1996;199:707-711

86.   Montemarano H, Lonergan GJ, Bulas DI, Selby DM. Pancreatoblastoma: achados de imagem em 10 pacientes e revisão da literatura. Radiologia 2000;214:476-482

87.   Perez-Johnston R, Sainani NI, Sahani DV. Imagiologia da pancreatite crónica (incluindo pancreatite de sulco e autoimune). Radiol Clin North Am 50(3):447-466, 2012.

88.   Bilbao MK, Frische LH, Dotter CT, Rosch J: Duodenografia hipotónica. Radiologia 89: 438- 443, 1967.

89.   Laufer I: Radiologia gastrointestinal com duplo contraste. Filadélfia: WB Saunders, 1979.

90. Liotta D: Pour le diagnostic des tumeurs du pancreas: La duodenographic hypotonique. Lyon Chir 50: 445- 460, 1955.

91. Rosch J, Salamoun V: A duodenografia no diagnóstico hipotónico de doenças pancreáticas. Radiologia 5: 289- 298, 1965.

92. Eaton SB Jr, Ferrucci JT Jr: Radiology of the Pancreas and Duodenum (Radiologia do Pâncreas e do Duodeno). Filadélfia, WB Saunders, 1973.

93. Benedict KT, Ferrucci JT Jr, Eaton SB: Duodenografia hipotónica: conceitos actuais de técnica, interpretação e utilidade clínica. CRC Crit Rev Radiol Sci 1: 567- 578, 1970.

94. Goldstein HM, Zboralske FF: Duodenografia hipotónica sem tubo. JAMA 210: 2086- 2088, 1969.

95. Martel W, Scholtens PA, Lim LW: Duodenografia hipotónica "sem tubo": valor técnico e limitações. AJR 107: 119- 120, 1969.

96. Sear HS, Friedenberg MJ: Técnica simplificada para duodenografia hipotónica sem tubo. Radiologia 103: 210, 1972.

97. Op den Orth JO: Hypotonic duodenography without the use of a stomach tube. Radiol Clin Biol 42: 173- 179, 1973. 151. Laufer I: Um método simples

para o exame de rotina com duplo contraste do trato gastrointestinal superior. Radiologia 117: 513- 518, 1975.

98. Serviço de Investigação Estatística: Estatísticas da Mortalidade por Cancro. Nova Iorque: American Cancer Society 1970.

99. Krain LS: The rising incidence of carcinoma of the pancreas- real or apparent. J Surg Oncol 2: 115- 124, 1970.

100. Krain LS: The rising incidence of pancreatic cancer - further epidemiological studies. J Chron Dis 23: 685- 690, 1971.

101. Macchia B, Bobruff J, Groissier VW: Alívio da dor relacionado com a posição; pista importante para o diagnóstico clínico do carcinoma pancreático. JAMA 182: 6- 8, 1962.

102. Gambill E: Pancreatite associada a carcinoma pancreático: um estudo de 26 casos. Mayo Clin Proc 46: 174- 177, 1971.

103. Gambill E: Pancreatic and ampullary carcinoma: diagnosis and prognosis in relation to symptoms, physical findings and time course in 252 patients. South Med J 63: 1119- 1122, 1970.

104. Niccolini DG, Grahm JH, Banks PA: Tumour-induced acute pancreatitis. Gastroenterology 71: 142- 145, 1976.

105. Waes LV, Maele VM, Demeulenaere L, Lamssens C. Carcinoma do pâncreas que se apresenta como pancreatite recorrente. Am J Gastroenterol 68: 8890, 1977.

106. Melnyk CS: Carcinoma do pâncreas. Em Sleisenger MH, Fordtran JS (eds): Gastrointestinal diseases. Filadélfia: WB Saunders 1973, pp. 1198-1205.

107. Cohen GF: Early diagnosis of pancreatic neoplasms in diabetics (Diagnóstico precoce de neoplasias pancreáticas em diabéticos). Lancet 2: 267- 269, 1965. 14. Bell ET: Carcinoma do pâncreas. I. A. Estudo clínico e patológico de 609

casos dissecados. II. A associação entre carcinoma pancreático e diabetes mellitus. Am J Pathol 33: 499- 524, 1957.

108. McBee JW, Lanza FL, Erickson EE: Hipoglicemia devida a obstrução dos canais excretores pancreáticos por carcinoma. Arch Pathol 81: 287- 291, 1966.

109. Bragança JM, Howat HT: Cancro do pâncreas. Clin Gastroenterol 1: 219- 237, 1972.

110. Lafler CJ, Hinerman DL: Um estudo morfológico do carcinoma pancreático com evidência de múltiplos trombos. Cancro 14: 944- 949, 1961.

111. Lieberman JR, Borrero J, Urdaneta E, Wright IS. Thrombophlebitis and cancer. JAMA 177: 542- 546, 1961.

112. Meyers MA, Volberg F, Katzen B, Abbott G. Anatomia e patologia domésticas: um novo olhar. II. interpretação radiológica das alterações patológicas. Radiologia 108: 505- 512, 1973.

113. Virshup AM, Sliwinski AJ: Poliartrite e nódulos subcutâneos associados a carcinoma pancreático. Arthritis Rheum 16: 388- 392, 1973.

114. Freeny PC, Ball TJ, Ryan J: Impacto dos novos métodos de diagnóstico por imagem na angiografia pancreática. AJR 133: 619- 624, 1979.

115. Ariyama J, Shirakabe H, Sumida M, Bartram CI: Avaliação angiográfica do pancreatograma endoscópico abdominal. Gastrointest Radiol 4: 231237, 1979.

116. Ariyama J, Shirakabe H, Ikenobe H, Kurosawa A, Owman T. O diagnóstico do pequeno carcinoma pancreático ressecável. Clin Radiol 28: 437- 444, 1977.

117. Eisenberg H: Angiografia pancreática. In Hilal SK (ed): Small Vessel Angiography: Imaging, Morphology, Physiology and Clinical Applications. St Louis: CV Mosby 1973, pp. 405-433.

118. Reuter SR, Redman HC: Angiografia gastrointestinal. Filadélfia: WB Saunders, 1977.

119. Suzuki T, Tani T, Honjo I: Avaliação da arteriografia para avaliar a operabilidade no cancro periampular. Ann Surg 182: 66- 71, 1975.

120. Buranasiri S, Baum S: O significado da fase venosa da arteriografia celíaca e mesentérica superior na avaliação do carcinoma pancreático. Radiologia 102: 11- 20, 1972.

121. Keller FS, Niles NR, Rosch J: Venografia pancreática retrógrada: estudo de autópsia. Radiologia 135: 285- 293, 1980.

122. Suzuki T, Kawabe K, Imamura M, Honjo I: Sobrevivência de doentes com cancro do pâncreas em relação aos achados arteriográficos. Ann Surg 176: 3741, 1972.

123. Sato T, Saitoh, Y, Koyama K, Watanable K: Determinação pré-operatória da operabilidade no carcinoma do pâncreas e da região periampular. Ann Surg 168: 876- 886, 1968.

124. Tylen U, Arnesjo B: Resectability and prognosis of pancreatic carcinoma assessed by angiography. Scand J Gastroenterol 8: 691- 697, 1973.

125. Rosch J, Holman DC: Arteriografia superselectiva do pâncreas. In Anacker H (ed): Performance and limits of radiological examination of the pancreas. Estugarda: Georg Thieme 1975, pp. 159-167.

126. Mackie CR, Lu CT, Noble HG, Cooper MJ, Collins P, Block GE, Moossa AR Avaliação prospetiva da angiografia no diagnóstico e tratamento de doentes com suspeita de cancro do pâncreas. Ann Surg 189: 11-17, 1979.

127. Nebesar RA, Pollard JJ: Uma avaliação crítica da angiografia celíaca selectiva e mesentérica superior no diagnóstico de doença pancreática, particularmente de tumores malignos: Factos e "artefactos". Radiology 89: 1017- 1027, 1967.

128. Goldstein HM, Neiman HL, Bookstein JJ: Avaliação angiográfica da doença pancreática. A further appraisal.Radiology 112: 275- 282, 1974.

129. Hannesson PH, Lundstedt C, Dawiskiba S, Stridbeck H, Ihse I. Ecografia intravascular trans-hepática para avaliação do envolvimento da veia porta em doentes com cancro da cabeça do pâncreas. Eur Radiol 2002; 12: 1150-1154

130. Gloor B, Todd KE, Reber HA (1997) Diagnostic work-up of patients with suspected pancreatic carcinoma. Cancro 79:1780-1786

131. Simon C, Wunsch CS, Richter GM, Hoffmann V, Klar E, Kauffmann GW (1997) Irá a hidroCT de cortes finos substituir a angiografia no estadiamento do carcinoma pancreático? Radiologia 205(P):288

132. Roy A. Filly e Atls K. F. Echographic diagnosis of pancreatic lesions: Ultrasonographic techniques and diagnostic results, Radiology 96:575-582, September 1970.

133. Angeli E, Venturini M, Vanzulli A Sironi S, Castrucci M, Salvioni M et al (1997) Colour Doppler imaging in the assessment of vascular involvement by pancreatic carcinoma. AJR 168:193-197

134. Garber SJ, Lees WR (1992) The characterisation of pancreatic and biliary tumours by duplex Doppler. Clin Radiol 45:181-184

135. Engelhart G, Blauenstein VM: Ultrassom no diagnóstico de tumores pancreáticos malignos. GUT 11: 443- 449, 1970.

136. Ferrucci JT Jr: Radiologia do pâncreas, 1976. ultrassonografia e ductografia.Radiol Clin N Amer 14: 543- 561, 1976.

137. Fontana G, Bolondi L, Conte M, et al: Uma avaliação da ecografia no diagnóstico da doença pancreática. GUT 17: 228- 234, 1976.

138. Johnson ML, Mack LA: Ultrassonografia do pâncreas. Gastrointest Radiol 3: 257- 266, 1978.

139. Doust BD, Ultrasonography of the pancreas (Ultrassonografia do pâncreas). Radiol Clin N Amer 13: 467- 478, 1975.

140. Weill FS: Ultrassonografia das Doenças Digestivas. St. Louis: CV Mosby 1978

141. Kunzmann A, Bowie JD, Rochester D: Padrões de textura em ecografias pancreáticas. Gastrointest Radiol 4: 353- 357, 1979.

142. Sample WF: Técnicas para melhorar a delineação da anatomia normal do abdómen superior e do retroperitoneu alto com ultrassom em escala de cinza. Radiologia 124: 197- 202, 1977.

143. Lawson TL, Berland LL, Foley WD, et al: Visualização por ultrassom do ducto pancreático. Radiologia, no prelo.

144. Sullivan DC, Taylor KJW, Gottschalk A: A utilização de ultra-sons para

melhorar a utilidade diagnóstica da cintigrafia hepática equívoca. Radiology 128: 727732, 1978.

145. Rickes S, Unkrodt K, Neye H, Okran KW, Wermke W. Differentiation of pancreatic tumours by conventional ultrasound, unenhanced and echo-enhanced power Doppler ultrasonography. Scand J Gastroenterol.2002;37:1313-20

146. Casadei R, Ghigi G, Gullo L, Moretti CC, Greco VM, Salizzoni E, Canini R, Marrano D. Role of colour Doppler ultrasonography in the preoperative staging of pancreatic cancer. Pancreas 1998; 16: 26-30

147. Kitano M, Kudo M, Maekawa K, Suetomi Y, Sakamoto H, Fukuta N, et al. Dynamic imaging of pancreatic diseases by contrast enhanced coded phase inversion harmonic ultrasonography. Gut.2004;53:854-9

148. Fukuda M, Mirna S, Tanabe T, Hanui T, Suzuki Y, Hirata K, Terada S (1984) Endoscopic sonography of the liver - diagnostic application of the echolaparoscope for localisation of intrahepatic lesions. Scand J Gastroentero 1102:24-38

149. Van Delden OM, Smits NJ, Bemelman WA, de Wit LT, Gouma DJ, Reeders JWAJ (1996) Comparação da ecografia laparoscópica e da ecografia transabdominal no estadiamento do cancro da cabeça do pâncreas. J Ultrasound Med 16:207-212

150. Cuesta MA, Meijer S, Borgstein PJ, Sibinga Mulder I, Sikkenk AC (1993) Laparoscopic ultrasonography in hepatobiliary and pancreatic malignancies. Br J Surg 80:1571-1574

151. John TG, Garden OJ (1993) Pancreatic cancer, part 1. evaluation of pancreatic cancer. In: Cuesta MA, Nagy AG (eds) Minimally invasive surgery in gastrointestinal cancer. Churchill Livingstone, Londres pp. 95-111

152. Murugiah M, Paterson-BrownS, Windsor JA, Miles A, Garden OJ (1993) Early experience of laparoscopic ultrasonography in the management of pancreatic carcinoma. Surg Endosc 7:177-181

153. Warshaw AL, Gu ZY, Wittenberg J, Waltman AC (1990) Preoperative staging and assessment of resectability of pancreatic cancer (Estadiamento pré-operatório e avaliação da ressecabilidade do cancro do pâncreas). Arch Surg 125:230-233

154. Bemelman WA, de Wit LT, van Delden OM, Smits NJ, Obertop H, Rauws EAJ, Gouma DJ (1995) Laparoscopia diagnóstica em combinação com ultrassonografia laparoscópica no estadiamento do cancro na região da cabeça do pâncreas. Br J Surg 82:820-824

155. Van Delden OM (1997) Ultrassonografia laparoscópica para o estadiamento de tumores abdominais. Dissertação, AZUA, Amesterdão, Países Baixos

156. Vollmer CM, Drebin JA, Middleton WD, Teefey SA, Linehan DC, Soper NJ, Eagon CJ, Strasberg SM. Usefulness of staging laparoscopy in subsets of peripancreatic and biliary malignancies (Utilidade da laparoscopia de estadiamento em subconjuntos de malignidades peripancreáticas e biliares). Ann Surg 2002; 235: 1-7

157. Pietrabissa A, Caramella D, Di Candio G, Carobbi A, Boggi U, Rossi G,

Mosca F Laparoscopia e ultrassonografia laparoscópica para o estadiamento do cancro do pâncreas: avaliação crítica. World J Surg 1999; 23: 998-1002; Discussão 1003

158. Kaneko T, Nakao A, Inoue S, Harada A, Nonami T, Itoh S, Endo T, Takagi H. Ultrassonografia endovascular intraportal no diagnóstico de invasão da veia porta por carcinoma pancreatobiliar. Ann Surg 1995; 222: 711-718

159. Kaneko T, Nakao A, Takagi H. Ultrassonografia endovascular intraportal no cancro do pâncreas. Semin Surg Oncol 1998; 15: 47-51

160. Nakao A, Kaneko T. Ultrassonografia intravascular para a avaliação da invasão da veia porta pelo cancro pancreático. World J Surg 1999; 23: 892-895

161. Hannesson PH, Stridbeck H, Lundstedt C, Dawiskiba S, Andren-Sandberg A, Ihse I. Ecografia intravascular para a avaliação do envolvimento da veia porta no cancro do pâncreas. Eur Radiol 1997; 7: 21-25

162. Kaneko T, Nakao A, Harada A, Nomami T, Takagi H. Ultrassonografia endovascular intraportal no cancro do pâncreas - uma nova técnica para o diagnóstico da invasão da veia porta: um relatório preliminar. Cirurgia 1994; 115: 438-444

163. Stein M, Schneider PD, Ho HS, Eckert R, Urayama S, Bold RJ. Portografia trans-hepática percutânea com ultrassom intravascular para a avaliação do envolvimento venoso de tumores hepatobiliares e pancreáticos. J Vasc Interv Radiol 2002; 13: 805-814

164. Kaneko T, Nakao A, Inoue S, Endo T, Itoh S, Harada A, Nonami T, Takagi H. Invasão da veia porta por carcinoma pancreatobiliar: diagnóstico com US endovascular intraportal. Radiologia 1994; 192: 681-686

165. DiMagno EP, Buxton JL, Regan PT, Hattery RR, Wilson DA, Suarez JR, Green PS, Ultrasonic endoscope, Lancet. 1980 Mar 22; 1(8169):629-31.

166. Rosch T (1997) Endoscopic ultrasonography in pancreatic diseases. In: Trede M, Carter DC (eds) Surgery of the pancreas, 2nd edn. Churchill Livingstone, Londres, pp. 119-127

167. Kahl, B. Glasbrenner, S. Zimmermann e P. Malfertheiner, "Endoscopic ultrasound in pancreatic diseases", Digestive Diseases, vol. 20, no. 2, pp. 120-126, 2002.

168. Krishna NB, Mehra M, Reddy AV, Agarwal B. EUS/EUS-FNA na suspeita de cancro pancreático: influência da pancreatite crónica e da apresentação clínica com ou sem iterícia obstrutiva nas características de desempenho. Gastrointest Endosc. 2009; 70:70-9.

169. Bhutani MS, Gress FG, Giovannini M, Erickson RA, Catalano MF, Chak A, et al. The No Endosonographic Detection of Tumour (NEST) Study: a case series of pancreatic cancers missed on endoscopic ultrasonography. Endoscopy. 2004; 36:385-9.

170. Gress FG, Hawes RH, Savides TJ, Ikenberry SO, Cummings O, Kopecky K, et al. Role of EUS in the preoperative staging of pancreatic cancer: a large single-centre experience. Gastrointest Endosc.1999; 50:786-91.

171. Bronstein YL, Loyer EM, Kaur H, Choi H, David C, DuBrow RA, et al.

Deteção de pequenos tumores pancreáticos com TC helicoidal multifásica. AJR Am J Roentgenol. 2004; 182:619-23.

172. Tio TL, Tytgat GN, Cikot RJ, Houthoff HJ, Sars PR. Carcinoma ampulopancreático: classificação TNM pré-operatória com endossonografia. Radiology. 1990; 175:455-61.

173. Grimm H, Maydeo A, Soehendra N. Exame de ultrassom endoluminal para diagnóstico
e estadiamento do cancro do pâncreas. Baillieres Clin Gastroenterol. 1990; 4:86988.

174. Muller MF, Meyenberger C, Bertschinger P, Schaer R, Marincek B. Tumores pancreáticos: Avaliação com US endoscópica, TC e RM. Radiology. 1994; 190:745-51.

175. Yasuda K, Mukai H, Nakajima M, Kawai K. Staging of pancreatic cancer by endoscopic ultrasonography. Endoscopy. 1993; 25:151-5.

176. Fisher JM, Gordon SR, Gardner TB. The impact of prior biliary stenting on the accuracy and complication rate of endoscopic ultrasound fine-needle aspiration for diagnosing pancreatic adenocarcinoma.Pancreas. 2011; 40:21-4.

177. Ahmad NA, Lewis JD, Ginsberg GG, Rosato EF, Morris JB, Kochman ML. EUS no estadiamento pré-operatório do cancro do pâncreas. Gastrointest Endosc. 2000; 52:463-8.

178. Ahmad NA, Lewis JD, Siegelman ES, Rosato EF, Ginsberg GG, Kochman ML. The role of endoscopic ultrasound and magnetic resonance imaging in the preoperative staging of pancreatic adenocarcinoma. Am J Gastroenterol. 2000; 95:1926-31.

179. Chen VK, Eloubeidi MA. A aspiração com agulha fina guiada por ultrassom endoscópico é superior à função de eco dos linfonodos: uma avaliação prospetiva da linfadenopatia mediastinal e peri-intestinal. Am J Gastroenterol. 2004; 99:628-33.

180. Legmann P, Vignaux 0, Dousset B, Baraza AJ, Palazzo L, Dumontier I, et al (1998) Tumores pancreáticos: comparação entre a TC helicoidal de fase dupla e a ultrassonografia endoscópica. AJR 170:1315-1322

181. Saftoiu A, Popescu C, Cazacu S, Dumitrescu D, Georgescu CV, Popescu M et al. Ultrassonografia endoscópica com power Doppler para o diagnóstico diferencial entre cancro pancreático e pancreatite crónica pseudotumoral. J Ultrasound Med 2006; 25:363.

182. Bhutani MS, Hoffman BJ, van Velse A, Hawes RH.Ultrassonografia endoscópica com contraste e micropartículas de galactose: SHU508A (Levovist). Endoscopy 1997; 29:635.

183. Becker D, Strobel D, Bernatik T, Hahn EG. EUS assistido por eco e power Doppler para diferenciar entre pancreatite focal e carcinoma pancreático. Gastrointest Endosc 2001; 53:784.

184. Hocke M, Schulze E, Gottschalk P, Topalidis T, Dietrich CF. Ecografia

endoscópica com contraste para diferenciar entre pancreatite focal e cancro pancreático. World J Gastroenterol 2006; 12:246.

185. Dietrich CF, Ignee A, Frey H. Ultra-sons endoscópicos com contraste e baixo índice mecânico: uma nova técnica. Gastroenterol 2005; 43:1219.

186. Frey H. Elastografia em tempo real. Um novo método de ultrassom para a reconstrução da elasticidade do tecido. The Radiologist 2003; 43:850.

187. Konofagou EE. Quo vadis elasticity imaging? Ultrasonics 2004; 42:331.

188. Saftoiu A, Vilmann P. Elastografia endoscópica por ultra-sons - uma nova técnica de imagem para a visualização da distribuição da elasticidade dos tecidos. J Gastrointestin Liver Dis 2006;15:161.

189. Giovannini M, Hookey LC, Bories E, Pesenti C, Monges G, Delpero JR. Elastografia endoscópica por ultrassom: o primeiro passo para a biópsia virtual? Resultados preliminares em 49 pacientes. Endoscopia 2006; 38:344.

190. Freeny PC, Ball TJ: Colangiopancreatografia retrógrada endoscópica (CPRE) e calangiografia trans-hepática percutânea (CPT) na suspeita de cancro do pâncreas: limitações de diagnóstico e papéis actuais. Cancer 47: 1666- 1678, 1981.

191. Rohrmann CA Jr, Silvis SE, Vennes JA: Avaliação do pancreatograma endoscópico. Radiologia 113: 297-304, 1974.

192. Ralls PW, Halls J, Renner I, Juttner H: Colangiopancreatografia retrógrada endoscópica (CPRE) em doenças pancreáticas. A reassessment of the specificity of ductal abnormalities in differentiating benign from malignous disease.Radiology 134: 347- 352, 1980. .

193. Freeny PC, Lawson TL. Radiology of the Pancreas. 1.ª ed., Nova Iorque: Springer-Verlag; 1982. Nova Iorque: Springer-Verlag; 1982.

194. Freeny PC, Ball TJ: Avaliação da colangiopancreatografia retrógrada endoscópica e da angiografia no diagnóstico do carcinoma pancreático. AJR 130: 683- 691, 1978.

195. Takemoto T, Kasugai T: Endoscopic retrograde cholangiopancreatography. Tóquio: Igaku-Shoin 1979.

196. Kasugai T, Kuno N, Kizu M: Pancreato-colangiografia endoscópica com referência especial ao método manométrico. Med J Australia 2: 717-725, 1973.

197. Kasugai T, Kuno N, Kizu M: Manometria endoscópica retrógrada Pancreatocolangiografia. Técnica, significado e avaliação. Am J Dig Dis 19: 485502,1974

198. Anacker H, Weiss H-D, Kramann B, Rupp N: Experience with endoscopic retrograde pancreatography. AJR 122: 375- 384, 1974.

199. Kruse A, Thommesen P, Frederiksen P: Endoscopic retrograde cholangiopancreatography in pancreatic cancer and chronic pancreatitis. Scand J Gastroenterol 13: 513- 517, 1978.

200. Kaplan JO, Isikoff MB, Barkin J, Livingstone AS: Carcinoma necrótico do pâncreas: "O pseudo-pseudocisto". J Comput Assist Tomogr 4: 166167, 1980.

201. Trent V, Khurana KK, Pisharodi LR. Precisão do diagnóstico e utilidade

clínica da escovagem endoscópica das vias biliares na avaliação de estenoses biliares. Arch Pathol Lab Med. 1999; 123:712-5.

202. Jailwala J, Fogel EL, Sherman S, Gottlieb K, Flueckiger J, Bucksot LG, et al. Amostragem tripla de tecido durante a CPRE para obstrução maligna do ducto biliar. Gastrointest Endosc. 2000; 51:383-90.

203. Glasbrenner B, Ardan M, Boeck W, Preclik G, Moller P, Adler G. Prospective evaluation of brush cytology of bile duct strictures during endoscopic retrograde cholangiopancreatography. Endoscopy.1999; 31:712-7.

204. Haaga JR, Alfidi RJ, Zelch MG, Meany TF, Boller M, Gonzalez L et al: Tomografia computorizada do pâncreas. Radiology 120:589-595, Sep 1976

205. Patrick F.S II, David H.S., Robert R.H, Robert L.M., Computed tomography in the evaluation of patients with suspected pancreatic cancer, Radiology 124:731-737

206. Winter TC, Ager JD, Nghiem HV, Hill RS, Harrison SD, Freeny PC. (1996) Upper gastrointestinal tract and abdomen: water as an orally administered contrast agent for helical CT. Radiologia 201:365-370

207. Fuji M, Itoh K, Togashi K et al (1993) Spiral CT with a bolus of contrast medium: efficacy in the detection of small pancreatic cancer. Radiologia 189(p):230

208. Kalender WA, Seissler W, Klotz E, Vock P. (1990) Spiral volumetric CT with single-breath technique, continuous transport and continuous scanner rotation. Radiologia 176:181-183

209. Heiken JP, Brink JA, Vannier MW (1993) TC em espiral (helicoidal). Radiologia 189:647-656

210. Rigauts H, Marchal G, Hupke R (1990) First experiences with volume scanning. J Comput Assist Tomogr 14:675-682

211. Kalender WA, Folacin A, Sus C (1994) A comparison of conventional and spiral CT in terms of contrast and spatial resolution: an experimental study of spherical lesion detection. J Comput Assist Tomogr 18:167-176

212. Rigauts H, Marchal G, Baert AL (1992) Realce do pâncreas após injeção de bolus único combinada com varrimento em espiral: um estudo comparativo com o varrimento incremental convencional após injeção bifásica de contraste. Fortschr Rontgenstr 156:471-474

213. Kim HS, Shin KH, Park CM et al (1996) Realce de contraste do pâncreas e vasos adjacentes em TC espiral: avaliação quantitativa. Radiologia 201(P):381

214. Bonaldi VM, Bret PM, Atri M, Reinhold C (1998) Helical CT of the pancreas: a comparison of cine display and film-based viewing. AJR 170:373-376

215. Lu DS, Vedantham S, Krasny R, Kadell B, Berger WL, Reber HA (1996) Two-phase helical CT for pancreatic tumours: pancreatic versus hepatic phase enhancement of tumor, pancreas, and vascular structures. Radiologia 199:697-701

216. Van Hoe L, Baert AL (1997) Pancreatic cancer: applications for helical computed tomography. Endoscopia 29:539-560

217. Van Hoe L, Gryspeerdt S, Marchal G, Baert AL, Mertens L. et al (1995)

Helical CT for the preoperative localisation of islet cell tumors of the pancreas: value of arterial and parenchymal phase images. AJR 165:1437-1439

218. FletcherJG, Wiersema MJ, Farrell MA, Fidler JL, Burgart LJ, Koyama T et al. Pancreatic malignancy: value of arterial, pancreatic, and hepatic phase imaging with multi-detetor row CT. Radiology2003; 229: 81-90.

219. BolandGW, O'Malley ME, Saez M, Fernandez-del-Castillo C, Warshaw AL, Mueller PR. TC helicoidal do pâncreas em fase pancreática versus fase da veia porta: janela temporal óptima para a avaliação do adenocarcinoma pancreático. AJR Am J Roentgenol1999; 172: 605-606.

220. Muranaka T (1990) Alterações morfológicas no corpo do pâncreas como resultado de uma massa na cabeça do pâncreas. Análise por TC. Ata Radiol31:483-487

221. Lin JT (1988) Pancreatic carcinoma associated with chronic calcifying pancreatitis in Taiwan: a case report and review of the literature. Pâncreas 3:111-114

222. Megibow AJ, Zhou XH, Roterdão H, Francis IR, Zerhouni EA, Balfe DM et al (1995) Adenocarcinoma do pâncreas: TC versus RM na avaliação da ressecabilidade - Relatório do Radiology Diagnostic Oncology Group. Radiologia 195:327-332

223. Zeman RK, Cooper CC, Zeiberg AS, Kladakis A, Silverman PM, Marshall JL et al (1997) TNM staging of pancreatic cancer by helical CT. AJR 169:459-464

224. Freeny PC, Marks WM, Ryan JA, Traverso LW. Adenocarcinoma ductal do pâncreas: diagnóstico e estadiamento com TC dinâmica. Radiology 1988; 166:125-33.

225. Gouma DJ, van Geenen RC, van Gulik TM, de Haan RJ, de Wit LT, Busch OR et al. Rates of complications and death after pancreaticoduodenectomy: risk factors and the impact of hospital volume. Ann Surg 2000; 232(6):786-795.

226. Freeny PC, Traverso LW, Ryan JA. Diagnosis and staging of adenocarcinoma of the pancreas with dynamic computed tomography. Am J Surg 1993;165(5):600-606.

227. Bluemke DA, Cameron JL, Hruban RH, Pitt HA, Siegelman SS, Soyer P et al. Adenocarcinoma pancreático potencialmente ressecável: avaliação por TC espiral com correlação cirúrgica e patológica. Radiology 1995; 197(2):381-385.

228. Tabuchi T, Itoh K, Ohshio G, Kojima N, Maetani Y, Shibata T et al. Estadiamento tumoral do adenocarcinoma pancreático utilizando TC helicoidal de fase precoce e tardia. AJR Am J Roentgenol 1999;173(2):375-380.

229. Grenacher L, Klauss M, Dukic L Delorme S, Knaebel HP, Dux M et al, Diagnosis and staging of pancreatic carcinoma: MRI versus multislice-CT - a prospective study, Rofo. 2004 Nov;176(11):1624-33.

230. Damien Olivie, Luigi L, Jean S B, Pascale A, Jessica M L, Predicting Resectability of Pancreatic Head Cancer with Multi-Detetor CT. Correlação

cirúrgica e patológica, JOP. J Pancreas (Online) 2007; 8(6):753-758

231. Giulia A. Zamboni, Jonathan B. Kruskal, Charles M. Vollmer, Jovanna Batista, Mark P. Callery, Vassilios D. Raptopoulos, Pancreatic Adenocarcinoma: Value of Multidetector CT Angiography in Preoperative Evaluation, Radiology, Dec 2007, Vol. 245: 770-778.

232. Delrue, L.; Blanckaert, P.; Mertens, D.; Van Meerbeeck, S.; Ceelen, W.; Duyck, P. Perfusão tecidular em patologias do pâncreas: avaliação por tomografia computorizada de 128 cortes. Abdom. Imaging 2012, 37, 595-601

233. Yoon SH, Lee JM, Cho JY, Lee KB, Kim JE, Moon SK et al. Adenocarcinomas pancreáticos pequenos (< 20 mm): análise dos padrões de realce e sinais secundários com TC multifásica multidetectores. Radiology 2011; 259: 442-452

234. Chu AJ, Lee JM, Lee YJ, Moon SK, Han JK, Choi BI. TC multidetector de dupla fonte e dupla energia para a avaliação de tumores pancreáticos. Br J Radiol 2012; 85: e891-e898

235. Marin D, Nelson RC, Barnhart H, Schindera ST, Ho LM, Jaffe TA et al. Deteção de tumores pancreáticos, qualidade de imagem e dose de radiação durante a fase parenquimatosa do pâncreas: efeito de uma técnica de TC de baixa voltagem e alta corrente do tubo - resultados preliminares. Radiologia 2010; 256: 450-459

236. Heye T, Nelson RC, Ho LM, Marin D, Boll DT. Aplicações de TC de dupla energia no abdómen. AJR Am J Roentgenol 2012; 199: S64-S70

237. Smith, F.W., Reid, A., Hutchinson, J.M.S., Mallard, J.R.: Nuclear magnetic resonance imaging of the pancreas. Radiologia142:677, 1982

238. Engelhard K, Hollenbach HP (1997) High-resolution MRI of pancreatic masses with a new circularly polarised phased-array body coil. Eur Radiol 7:643-648

239. Haase A, Frahm J, Matthaei KD (1986) FLASH imaging: rapid NMR imaging using low flip angles. J Magn Reson 67:258-266

240. Hennig J, NauerthA, Friedburg H (1986) RARE imaging: a fast imaging method for clinical MR. Magn Reson Med 3:823-833

241. Semelka RC, Kroeker MA, Shoenut JP, Kroeker R, Yaffe CS, Micflikier AB (1993) Pancreatic disease: prospective comparison of CT, ERCP, and 1.5-T MR imaging with dynamic gadolinium enhancement and fat suppression. Radiologia 181:785-791

242. Gaa J, Georgi M, Trede M (1997a) New concepts in MR imaging of pancreatic tumours. Imaging Decis MRI 1:2-7

243. Gaa J, Wendl K, Trede M, Georgi M (1997b) New concepts in MR imaging of pancreatic carcinoma: the ali-in-one approach. Em: Oudkerk M, Edelman R (eds) High-power gradient MR-imaging. Blackwell Science, Berlim, pp. 425-430

244. Catalano C, Pavone P, Laghi A et al (1998) Adenocarcinoma do pâncreas: combinação de imagiologia por RM, angiografia por RM e colangiopancreatografia por RM para diagnóstico e avaliação da ressecabilidade. Eur Radiol 8:428-434

245. Coppens E, Metens T, Winant C, Matos C. Sumo de ananás marcado com gadolínio: um contraste oral prático para colangiopancreatografia por ressonância magnética. Eur Radiol 2005; 15:2122-2129

246. Papanikolaou N, Karantanas A, Maris T, Gourtsoyiannis N. MR cholangiopancreatography before and after oral administration of blueberry juice. J Comput Assist Tomogr 2000; 24:229-234

247. Riordan RD, Khonsari M, Jeffries J, Maskell GF, Cook PG. Sumo de ananás como agente de contraste oral negativo na colangiopancreatografia por ressonância magnética: uma avaliação preliminar. Br J Radiol 2004; 77:991-999

248. Semelka RC, Kelekis NL, Molina PL, Sharp TJ, Calvo B. (1996) Massas pancreáticas com achados equívocos na TC espiral: a RM é útil? JMRI 6:585-588

249. Elsayes KM, Narra VR, Abou El Abbass HA, Aly TS, Radwan SM, Chen ZM. Pancreatic tumours: diagnostic patterns by 3D gradient-echo postcontrast magnetic resonance imaging with pathological correlation. Curr Probl Diagn Radiol 2006;35:125-139.

250. Kim JK, Altun E, Elias J, Jr, Pamuklar E, Rivero H, Semelka RC. Massa pancreática focal: diferenciação do cancro do pâncreas e da pancreatite crónica utilizando RM 3D gradiente-eco com gadolínio. J Magn Reson Imaging 2007; 26:313-322.

251. Elias J Jr, Semelka RC, Altun E, Tsurusaki M, Pamuklar E, Zapparoli M et al. Pancreatic cancer: correlation of MR findings, clinical features and tumor grade. J Magn Reson Imaging 2007; 26:1556-1563.

252. Bosmans H, Van Hoe L, Gryspeerdt S, Kiefer B, Van Steenbergen W, Baert AL, Marchal G (1997) Nota técnica. Imagem de RM ponderada em T2 de disparo único do abdómen superior: experiência preliminar com a técnica HASTE de duplo eco. AJR 169:1291-1293

253. Coenegrachts K, ter Beek L, Haspeslagh M, Bipat S, Stoker J, Rigauts H. Comparação de imagens turbo spin-echo ponderadas em T2 acionadas por respiração versus imagens turbo spin-echo ponderadas em T2 em apneia: distinção entre lesões hepáticas benignas e malignas em pacientes com cancro colorrectal. JBR- BTR 2009; 92:195 201

254. Lee SS, Byun JH, Hong HS, Park SH, Won HJ, Shin YM, et al. Qualidade de imagem e deteção de lesões focais em imagens de RM ponderadas em T2 do fígado: comparação de duas técnicas de imagem de alta resolução em respiração livre com duas técnicas de imagem em apneia. J Magn Reson Imaging 2007; 26:323-330

255. Yoon LS, Catalano OA, Fritz S, Ferrone CR, Hahn PF, Sahani DV Um mais Dimension in magnetic resonance cholangiopancreatography: comparison of 2- and 3-dimensional magnetic resonance cholangiopancreatography for the assessment of intraductal papillary mucinous neoplasm of the pancreas. J Comput Assist Tomogr 2009; 33:363-368

256. Sodickson A, Mortele KJ, Barish MA, Zou KH, Thibodeau S, Tempany CM. MRCP tridimensional de spin-eco rápido de recuperação rápida: comparação com técnicas bidimensionais de spin-eco rápido de disparo único. Radiologia

2006;238:549-559

257. Chey WY, Chang TM. Secretin: 100 anos depois. J Gastroenterol 2003; 38:1025-1035

258. Matos C, Cappeliez O, Winant C, Coppens E, Deviere J, Metens T. MR imaging of the pancreas: an image tour. Radiographics 2002; 22(1):e2.

259. Hekimoglu KI, Ustundag Y, Dusak A, Erdem Z, Karademir B, Aydemir S, et al, MRCP vs ERCP in the evaluation of bile duct pathology: Revisão da literatura atual. J Dig Dis. 2008 Aug;9(3):162-9.

260. Ly JN, Miller FH. Imagens de RM do pâncreas: uma abordagem prática. Radiol Clin North Am 2002; 40(6):1289-306.

261. Romijn MG, Stoker J, van Eijck CH, van Muiswinkel JM, Torres CG, Lameris JS. MRI com mangafodipir trissódico na deteção e estadiamento do cancro pancreático. J Magn Reson Imaging.2000; 12:261-8.

262. Fukukura Y, Takumi K, Kamimura K, Shindo T, Kumagae Y, Tateyama A et al. Pancreatic adenocarcinoma: variability of diffusion-weighted MR imaging findings. Radiologia 2012; 263: 732-740

263. Hur BY, Lee JM, Lee JE, Park JY, Kim SJ, Joo I et al. Achados de ressonância magnética do tipo de pancreatite autoimune portadora de massa: comparação com adenocarcinoma pancreático. J Magn Reson Imaging 2012; 36:188-197

264. Huang WC, Sheng J, Chen SY, Lu JP. Diferenciação entre cancro do pâncreas e pancreatite crónica com formação de massa: utilidade da imagem ponderada por difusão de elevado valor b. J Dig Dis 2011; 12: 401-408

265. Fattahi R, Balci NC, Perman WH, Hsueh EC, Alkaade S, Havlioglu N, et al. Imagem pancreática ponderada em difusão (DWI): comparação entre pancreatite focal com formação de massa (PF), cancro pancreático (CP) e pâncreas normal. J Magn Reson Imaging 2009; 29: 350-356

266. Koelblinger C, Ba-Ssalamah A, Goetzinger P, Puchner S, Weber M, Sahora K, et al. Gadobenate dimeglumine-enhanced 3.0-T MR imaging versus multiphasic 64-detetor row CT: avaliação prospetiva em pacientes com suspeita de cancro do pâncreas. Radiologia 2011; 259: 757-766

267. Lee JK, Kim AY, Kim PN, Lee MG, Ha HK. Previsão do envolvimento vascular e da ressecabilidade por TC multidetectores em comparação com imagens de RM com angiografia por RM em doentes submetidos a cirurgia para ressecção de adenocarcinoma ductal pancreático. EurJRadiol 2010; 73: 310-316

268. Park HS, Lee JM, Choi HK, Hong SH, Han JK, Choi BI. Avaliação pré-operatória do cancro do pâncreas: comparação entre a RM dinâmica com gadolínio e a colangiopancreatografia por RM e a TCMD. J Magn Reson Imaging 2009; 30: 586-595

269. Schima W, Fugger R. Avaliação de massas pancreáticas focais: Comparação entre a RM com mangafodipir e a TC helicoidal com contraste. Eur Radiol 2002; 12: 2998-3008

270. Le Bihan D, Breton E, Lallemand D, Aubin ML, Vignaud J, Laval-Jeantet M. Separação da difusão e da perfusão em imagens de RM de movimento incoerente intravoxel. Radiologia 1988; 168: 497-505 (PMID: 3393671)

271. Lemke A, Laun FB, Klauss M, Re TJ, Simon D, Delorme S, et al. Differentiation of pancreas carcinoma from healthy pancreatic tissue using multiple b-values: comparison of apparent diffusion coefficient and intravoxel incoherent motion derived parameters. Invest Radiol 2009; 44: 769-775

272. Motosugi U, Ichikawa T, Morisaka H, Sou H, Muhi A, Kimura K et al. Deteção de carcinoma pancreático e metástases hepáticas com imagens de RM com ácido gadoxético: comparação com TC com contraste de fileira de múltiplos detectores. Radiologia 2011; 260: 446-453

273. Torigian DA, Zaidi H, Kwee TC, Saboury B, Udupa JK, Cho ZH et al. Imagiologia PET/RM: aspectos técnicos e potenciais aplicações clínicas. Radiologia 2013;267: 26-44

274. O. Warburg, On the origin of cancer cells. Ciência 1956:123:309-314

275. Pessoas DA, Schek N, Hall BL, Finn OJ. Aumento da expressão de genes associados à glicólise em estados de transformação oncogénica e de crescimento acelerado.Mol Carcinog1989;2:88-94

276. Schek N, Hall BL, Finn OJ. Aumento da expressão do gene da gliceraldeído-3-fosfato desidrogenase nos adenocarcinomas pancreáticos humanos. CancerRes1988:48:6354-6359

277. Okazued S, Enomoto K, Fukunagu T, Kikuchi T, Asano T, Isono K. et al. Avaliação de casos de doenças benignas com elevada acumulação no exame18F-fluorodeoxiglucose PET. Kaku Igaku 1993;30:l439-l443

278. Stollfuss JC, Glatting G, Friess H, Kocher F. Beger HG, Reske SN. 2-(Fluoro-18-fluoro-2-deoxy-D-glucosePET na deteção do cancro do pâncreas: valor da interpretação quantitativa da imagem. Radiologia 1995:195:339-344

279. Inokuma, Tamaki N, Torizuka T, Magata Y, Fujii M, Yonekura Y etal. Avaliação de tumores pancreáticos com tomografia por emissão de positrões e fluorodeoxiglucose F-18: comparação com TC e US. Radiologia 1995:195:345-352

280. Bares R, Klever P, Hauptmann S, Hellwig D, Fass J, Cremerius U, et al. F-18-fluorodeoxyglucose PET avaliação in vivo do metabolismo da glucose pancreática para a deteção do cancro do pâncreasRadiology1994:192:79

281. Sendler A, Avril N, Helmberger H, Stollfuss J, Weber W, Bengel F, et al. Avaliação pré-operatória de massas pancreáticas com tomografia por emissão de positrões utilizando 18F-fluorodeoxi glucose: limitações de diagnóstico. World J Surg. 2000;24:1121-9.

282. Koyama K, Okamura T, Kawabe J, Nakata B, Chung KH, Ochi H, Yamada R. Utilidade diagnóstica do FDG-PET para lesões de massa pancreática. Ann Nucl Med 2001; 15: 217-224

283. Heinrich S, Goerres GW, Schafer M, Sagmeister M, Bauerfeind P, Pestalozzi BC, et al. Impact of positron emission tomography/computed tomography on the treatment of resectable pancreatic cancer and its cost-effectiveness. Ann Surg. 2005; 242:235-43.

284. Katz MH, Hwang R, Fleming JB, Evans DB. Estadiamento de metástases em nódulos tumorais de
Adenocarcinoma do pâncreas. CA Cancer J Clin 2008; 58(2): 111-25.

285. Tomlinson JS, Jain S, Bentrem DJ, Sekeris EG, Maggard MA, Hines OJ et al.

Accuracy of staging node-negative pancreatic cancer: a potential quality measure. Arch Surg 2007; 142(8):767-73; discussão 773-4.

286. Winter JM, Cameron JL, Yeo CJ, Lillemoe KD, Campbell KA, Schulick RD. Fugas de duodenojejunostomia após pancreaticoduodenectomia. J Gastrointest Surg 2008; 12(2):263-9.

287. Ren S, Liu P, Zhou N, Dong J, Liu R, Ji W.Complicações após pancreaticoduodenectomia por cancro do pâncreas: um estudo retrospetivo. Int Surg 2011; 96(3):220-7.

288. Braga M, Capretti G, Pecorelli N, Balzano G, Doglioni C, Ariotti R et al. A prognostic score to predict major complications after pancreaticoduodenectomy. Ann Surg 2011; 254(5):702-7; Discussão 707-8.

289. Ferrone CR, Brennan MF, Gonen M, Coit DG, Fong Y, Chung S, et al. Pancreatic adenocarcinoma: the atual 5-year survivors. J Gastrointest Surg 2008;12(4):701-6.

290. Schnelldorfer T, Ware AL, Sarr MG, Smyrk TC, Zhang L, Qin R, et al. Sobrevivência a longo prazo após pancreatoduodenectomia para adenocarcinoma pancreático: a cura é possível? Ann Surg 2008; 247(3):456-62.

291. Horton KM, Fishman EK. Angiografia por TC multidetectores do cancro pancreático: parte I, avaliação do envolvimento arterial. AJR Am J Roentgenol 2002; 178: 827-831

292. Valls C, And^a E, Sanchez A, Fabregat J, Pozuelo O, Quintero JC, et al. TC helicoidal de fase dupla de adenocarcinoma pancreático: avaliação da ressecabilidade antes da cirurgia. AJR Am J Roentgenol 2002; 178: 821-826

293. Roder JD, Stein HJ, Siewert JR. Carcinoma da região periampular: quem beneficia com a ressecção da veia porta? Am J Surg 1996; 171: 170-174; Discussão 174-175

294. Horton KM, Fishman EK. TC 3D renderizada em volume da vasculatura mesentérica: anatomia normal, variantes anatómicas e condições patológicas. Radiologia Diagnóstica 2002; 22: 161-172

295. Gritzmann N, Macheiner P, Hollerweger A, Hubner E. CT in differentiation de neoplasias pancreáticas - relatório de progresso. Dig Dis 2004; 22: 6-17

296. Horton KM, Fishman EK. Angiografia por TC multidetectores do cancro pancreático: parte 2, avaliação do envolvimento venoso. AJR Am J Roentgenol 2002; 178: 833-836

297. Poen JC, Ford JM, Niederhuber JE. Chemoradiotherapy in the treatment of localised tumours of the pancreas (Quimiorradioterapia no tratamento de tumores localizados do pâncreas). Ann Surg Oncol 1999; 6: 117-122

298. Loyer EM, David CL, Dubrow RA, Evans DB, Charnsangavej C. Envolvimento vascular no adenocarcinoma pancreático: reavaliação por TC de secção fina. Abdom Imaging 1996; 21: 202-206

299. Hough TJ, Raptopoulos V, Siewert B, Matthews JB. Veia mesentérica superior em lágrima: sinal de TC de carcinoma irressecável do pâncreas. AJR Am J Roentgenol 1999; 173: 1509-1512

300. Li H, Zeng MS, Zhou KR, Jin DY, Lou WH. Adenocarcinoma do pâncreas:

os diferentes critérios de TC para invasão arterial e venosa peripancreática. J Comput Assist Tomogr 2005; 29: 170-175

301. Warshaw AL, Fernandez-del Castillo C. Pancreatic carcinoma. N Engl J Med 1992; 326: 455-465

302. Saldinger PF, Reilly M, Reynolds K, Raptopoulos V, Chuttani R, Steer ML, et al. A angiografia por TC é suficiente para prever a ressecabilidade das neoplasias periampulares? J Gastrointest Surg. 2000; 4:233-9.

303. Lopez Hanninen E, Amthauer H, Hosten N, Ricke J, Bohmig M, Langrehr J, et al. Prospective evaluation of pancreatic tumours: accuracy of MR imaging with MR cholangiopancreatography and MR angiography. Radiologia 2002; 224:34-41

304. Sironi S, De Cobelli F, Zerbi A, Angeli E, Balzano G, Taccagni G, et al. Adenocarcinoma do pâncreas: avaliação da invasão vascular com imagens de RM de alto campo e uma bobina de matriz faseada. AJR Am J Roentgenol 1996; 167: 997-1001

305. Gabata T, Matsui O, Kadoya M, Yoshikawa J, Miyayama S, Takashima T, et al. Pequenos adenocarcinomas do pâncreas: eficácia da imagiologia por RM com supressão de gordura e realce com gadolínio. Radiologia 1994; 193: 683-688

306. Ichikawa T, Haradome H, Hachiya J, Nitatori T, Ohtomo K, Kinoshita T, et al. Pancreatic ductal adenocarcinoma: preoperative assessment with helical CT versus dynamic MR imaging. Radiologia 1997; 202: 655-662

307. Takhar AS, Palaniappan P, Dhingsa R, Lobo DN. Recent developments in the diagnosis of pancreatic cancer (Desenvolvimentos recentes no diagnóstico do cancro do pâncreas). BMJ 2004; 329: 668-673

308. Tomiyama T, Ueno N, Tano S, Wada S, Kimura K. Avaliação da invasão arterial no cancro do pâncreas por ultrassom Doppler a cores. Am J Gastroenterol 1996; 91: 1410-1416

309. Wren SM, Ralls PW, Stain SC, Kasiraman A, Carpenter CL, Parekh D. Assessment of resectability of pancreatic head and periampullary tumors by colour flow Doppler sonography. Arch Surg 1996; 131: 812-817; Discussão 817-818

310. Ishida H, Konno K, Hamashima Y, Naganuma H, Komatsuda T, Sato M, et al. Assessment of resectability of pancreatic cancer by colour Doppler sonography. Abdom Imaging 1999; 24: 295-298

311. Morrin MM, Kruskal JB, Raptopoulos V, Weisinger K, Farrell RJ, Steer ML, et al. O ultrassom de última geração é tão preciso quanto a tomografia computadorizada helicoidal e a angiografia tomográfica computadorizada na deteção de câncer periampular inoperável. J Ultrasound Med 2001; 20: 481-490

312. Minniti S, Bruno C, Biasiutti C, Tonel D, Falzone A, Falconi M, et al. Sonografia versus TC helicoidal na identificação e estadiamento do adenocarcinoma ductal pancreático. J Clin Ultrasound 2003; 31: 175-182

313. Sugiyama M, Hagi H, Atomi Y. Reavaliação da ultrassonografia intra-operatória no carcinoma pancreatobiliar: avaliação da invasão maligna da veia

porta. Cirurgia 1999; 125: 160-165

314. Buchs NC, Frossard JL, Rosset A, Chilcott M, Koutny-Fong P, Chassot G et al. Invasão vascular no cancro do pâncreas: avaliação de ultra-sons endoscópicos, tomografia computorizada, ultra-sons e angiografia. Swiss Med Wkly 2007; 137: 286-291

315. Brugge WR, Lee MJ, Kelsey PB, Schapiro RH, Warshaw AL. The use of EUS in the diagnosis of malignant portal vein invasion by pancreatic cancer. Gastrointest Endosc 1996; 43: 561-567

316. Aslanian H, Salem R, Lee J, Andersen D, Robert M, Topazian M. EUS diagnosis of vascular invasion in pancreatic cancer: surgical and histologic correlates. Am J Gastroenterol 2005; 100: 1381-1385

317. Tierney WM, Francis IR, Eckhauser F, Elta G, Nostrant TT, Scheiman JM. The accuracy of EUS and helical CT in the assessment of vascular invasion by peripapillary malignancy. Gastrointest Endosc 2001; 53: 182-188 96 Yusoff IF, Mendelson RM, Edmunds SE, Ramsay D, Cullingford GL, Fletcher DR, Zimmerman AM. Avaliação pré-operatória de malignidade pancreática usando ultrassom endoscópico. Abdom Imaging 2003; 28: 556-562

318. Rivadeneira DE, Pochapin M, Grobmyer SR, Lieberman MD, Christos PJ, Jacobson I, et al. Comparação entre a ultrassonografia endoscópica de matriz linear e a tomografia computadorizada helicoidal para o estadiamento de neoplasias malignas periampulares. Ann Surg Oncol 2003; 10: 890-897

319. Schwarz M, Pauls S, Sokiranski R, Brambs HJ, Glasbrenner B, Adler G, et al. Is a preoperative multidiagnostic approach for predicting surgical resectability of periampullary tumours still effective? Am J Surg 2001; 182: 243-249

320. Yusoff IF, Mendelson RM, Edmunds SE, Ramsay D, Cullingford GL, Fletcher DR, et al. Avaliação pré-operatória de malignidades pancreáticas com ultrassom endoscópico. Abdom Imaging 2003; 28: 556-562

321. Rosch T, Dittler HJ, Strobel K, Meining A, Schusdziarra V, Lorenz R, et al. Critérios de ultra-sons endoscópicos para invasão vascular no estadiamento do cancro da cabeça do pâncreas: uma reavaliação cega de cassetes de vídeo. Gastrointest Endosc 2000; 52:469-477

322. Crist DW, Sitzmann JV, Cameron JL. Melhoria da morbidade hospitalar, mortalidade e sobrevivência após o procedimento de Whipple. Ann Surg 1987; 206: 358-365

323. Allison DC, Piantadosi S, Hruban RH, Dooley WC, Fishman EK, Yeo CJ, et al. Conteúdo de ADN e outros factores associados à sobrevivência de dez anos após a ressecção do cancro do pâncreas. J Surg Oncol 1998; 67: 151-159

324. Howard TJ, Krug JE, Yu J, Zyromski NJ, Schmidt CM, Jacobson LE, et al. Uma ressecção R0 com margem negativa e complicações pós-operatórias mínimas é a contribuição do cirurgião para a sobrevivência a longo prazo no cancro do pâncreas. J Gastrointest Surg 2006; 330 1338-1345; Discussão 1345-1346

325. Sohn TA, Yeo CJ, Cameron JL, Koniaris L, Kaushal S, Abrams RA, et al. Resected adenocarcinoma of the pancreas-616 patients: results,outcomes, and prognostic indicators. J Gastrointest Surg 2000; 4: 567-579

326. Bilimoria KY, Talamonti MS, Sener SF, Bilimoria MM, Stewart AK, Winchester DP, et al. Impacto do volume hospitalar no estado marginal após pancreaticoduodenectomia por cancro.J Am Coll Surg 2008; 207: 510-519

327. Neoptolemos JP, Stocken DD, Dunn JA, Almond J, Beger HG, Pederzoli P, et al. Impact of resection margins on survival of pancreatic cancer patients treated with adjuvant chemoradiation and/or chemotherapy in the ESPAC-1 randomised controlled trial. Ann Surg 2001; 234: 758-768

328. Allema JH, Reinders ME, van Gulik TM, van Leeuwen DJ, de Wit LT, Verbeek PC, et al.Ressecção da veia porta em doentes submetidos a pancreatoduodenectomia por carcinoma da cabeça do pâncreas. Br J Surg 1994;81:1642-1646

329. Tseng JF, Raut CP, Lee JE, Pisters PW, Vauthey JN, Abdalla EK, et al. Pancreaticoduodenectomy with vascular resection: margin status and survival duration. J Gastrointest Surg 2004; 8: 935-949; Discussão 949-950

330. Spitz FR, Abbruzzese JL, Lee JE, Pisters PW, Lowy AM, Fenoglio CJ, et al. Estratégias de quimiorradiação pré-operatória e pós-operatória em pacientes tratados com pancreaticoduodenectomia para adenocarcinoma do pâncreas. J Clin Oncol 1997; 15: 928-937

331. Yeung RS, Weese JL, Hoffman JP, Solin LJ, Paul AR, Engstrom PF, et al. Quimiorradiação neoadjuvante para carcinoma pancreático e duodenal. A Phase II Study.Cancer 1993; 72: 2124-2133

332. Evans DB, Rich TA, Byrd DR, Cleary KR, Connelly JH, Levin B, et al. Quimiorradiação pré-operatória e pancreaticoduodenectomia para adenocarcinoma do pâncreas.Arch Surg 1992; 127: 1335-1339

333. White RR, Hurwitz HI, Morse MA, Lee C, Anscher MS, Paulson EK, et al.Neoadjuvant chemoradiation for localised adenocarcinoma of the pancreas. Ann Surg Oncol 2001; 8: 758-765

334. Pisters PW, Lee JE, Vauthey JN, Charnsangavej C, Evans DB. Laparoscopia no estadiamento do cancro do pâncreas. Br J Surg 2001; 88:325_37.

335. Zhao ZW, He JY, Tan G, Wang HJ, Li KJ. Laparoscopia e ultrassonografia laparoscópica na avaliação da ressecabilidade do cancro da cabeça do pâncreas. Hepatobiliary Pancreas Dis Int 2003; 2:609_11

336. Schima W, Ba-Ssalamah A, Goetzinger P, Scharitzer M, Koelblinger C. State-of-the-art magnetic resonance imaging of pancreatic cancer. Top Magn Reson Imaging 2007; 18: 421-429

337. Vachiranubhap B, Kim YH, Balci NC, Semelka RC. Imagem por ressonância magnética do adenocarcinoma pancreático. TopMagn Reson Imaging 2009;20:39

338. Farma JM, Santillan AA, Melis M, Walters J, Belinc D, Chen DT, et al. O exame de fusão PET/CT melhora o estadiamento por TC em doentes com neoplasias pancreáticas. Ann SurgOncol 2008; 15: 2465-2471

339. Bang S, Chung HW, Park SW, Chung JB, Yun M, Lee JD, et al. A utilidade clínica da tomografia por emissão de positrões com 18-fluorodeoxiglucose no diagnóstico diferencial, estadiamento e avaliação da resposta após quimiorradioterapia simultânea para o cancro do pâncreas.J Clin Gastroenterol

2006; 40: 923-929

340. Evans DB, Erickson BA, Ritch P Cancro do pâncreas ressecável limítrofe: definições e a importância da terapia multimodal. Ann Surg Oncol 2010; 17: 2803-2805

341. Chen VK, Arguedas MR, Kilgore ML, Eloubeidi MA. A cost-minimisation analysis of alternative strategies for the diagnosis of pancreatic cancer. Am J Gastroenterol 2004; 99: 2223-2234

342. Chang KJ, Nguyen P, Erickson RA, Durbin TE, Katz KD. The clinical utility of endoscopic ultrasound-guided fine-needle aspiration in the diagnosis and staging of pancreatic cancer.Gastrointest Endosc 1997; 45: 387-393

343. Agarwal B, Abu-Hamda E, Molke KL, Correa AM, Ho L. Aspiração com agulha fina guiada por ultra-sons endoscópicos e TC espiral multidetectores no diagnóstico do cancro do pâncreas. Am J Gastroenterol 2004; 99: 844-850

344. Karachristos A, Scarmeas N, Hoffman JP. Os níveis de CA 19-9 predizem os resultados da laparoscopia de estadiamento do cancro do pâncreas. J Gastrointest Surg 2005; 9: 1286-1292

345. Kim YC, Kim HJ, Park JH, Park DI, Cho YK, Sohn CI, et al. Podem os níveis pré-operatórios de CA19-9 e CEA prever a ressecabilidade de pacientes com adenocarcinoma pancreático? J Gastroenterol Hepatol 2009; 24: 1869-1875

346. Hess V, Glimelius B, Grawe P, Dietrich D, Bodoky G, Ruhstaller T, et al. Resposta do marcador tumoral CA 19-9 à quimioterapia em doentes com cancro pancreático avançado que participam num ensaio controlado aleatório. Lancet Oncol 2008; 9: 132-138

347. Montgomery RC, Hoffman JP, Riley LB, Rogatko A, Ridge JA, Eisenberg BL. Prediction of recurrence and survival by CA 19-9 levels after resection in patients with adenocarcinoma of the pancreas. Ann Surg Oncol 1997; 4: 551-556

348. Halm U, Schumann T, Schiefke I, Witzigmann H, Mossner J, Keim V. A diminuição do CA 19-9 durante a quimioterapia com gemcitabina prevê a sobrevivência em doentes com cancro pancreático avançado. Br J Cancer 2000; 82:1013-1016

349. Quiros RM, Brown KM, Hoffman JP. Terapia neoadjuvante para o cancro do pâncreas. Cancer Invest 2007; 25: 267-273.

350. Mehta VK, Fisher G, Ford JA, Poen JC, Vierra MA, Oberhelman H, et al. Quimiorradiação pré-operatória para adenocarcinoma do pâncreas marginalmente ressecável.J Gastrointest Surg 2001; 5: 27-35

351. Landry J, Catalano PJ, Staley C, Harris W, Hoffman J, Talamonti M, et al. Ensaio aleatório de fase II de gemcitabina mais radioterapia versus gemcitabina, 5-fluorouracilo e cisplatina seguido de radioterapia e 5-fluorouracilo em doentes com adenocarcinoma do pâncreas localmente avançado e potencialmente ressecável. J Surg Oncol 2010; 101: 587-592

352. Small W, Berlin J, Freedman GM, Lawrence T, Talamonti MS, Mulcahy MF, et al. Dose completa de gemcitabina com radioterapia simultânea em doentes com cancro pancreático não metastático: um ensaio multicêntrico de fase II. J Clin Oncol 2008; 26: 942-947

353. Chuong MD, Springett GM, Freilich JM, Park CK, Weber JM, Mellon EA, et al. A radioterapia corporal estereotáxica para o cancro do pâncreas localmente avançado e limítrofe ressecável é eficaz e bem tolerada. Int J Radiat Oncol Biol Phys 2013; 86: 516-522

354. Jemal A, Siegel R, Xu J, Ward E. Estatísticas do cancro, 2010 CA Cancer J Clin 2010;60:277-300

355. Manak E, Merkel S, Klein P, Papadopoulos T, Bautz WA, Baum U. Resectability of adenocarcinoma of the pancreas: evaluation by multidetector row computed tomography with multiplanar reformations. Abdom Imaging. 2009 Jan-Fev; 34(1):75-80.

356. Takhar AS, Palaniappan P, Dhingsa R, Lobo DN. Recent developments in the diagnosis of pancreatic cancer (Desenvolvimentos recentes no diagnóstico do cancro do pâncreas). BMJ 2006; 329:668-73.

357. Chang MC, Su CH, Sun MS, Huang SC, Chiu CT, Chen MC, et al. Etiologia da pancreatite aguda - um estudo multicêntrico em Taiwan. Hepatogastroenterology. 2003; 50:1655-7.

358. S. Raimondi, A.B. Lowenfels, A.M. Morselli-Labate, P. Maisonneuve, R. Pezzilli et al, Pancreatic cancer in chronic pancreatitis; aetiology, incidence, and early detection, Best Pract Res Clin Gastroenterol, 24 (3) (2010), pp. 349-358

359. Becher V, Stommer P Patologia e classificação dos tumores pancreáticos. In: Trede M, Carters DC, editores. Surgery of the Pancreas (Cirurgia do Pâncreas). Edimburgo: Churchill Living Stone; 1993. p. 867-902.

360. Prokesch RW, Chow LC, Beaulieu CF, et al. Pâncreas isoatenuante Adenocarcinoma em TC de fileira multidetectores: sinais secundários. Radiology. 2002; 224:764-768.

361. K. Ishigami, K. Yoshimitsu, H. Irie, T. Tajima, Y. Asayama, A. Nishie, *et al.* Valor diagnóstico da imagem de fase atrasada para o carcinoma pancreático isodampado na fase parenquimatosa do pâncreas em tomografia computorizada multidetectores Eur J Radiol, 69 (1) (2009), pp.139-146

362. Curry CA, Eng J, Horton KM, Urban B, Siegelman S, Kuszyk BS et al. CT of primary pancreatic cystic neoplasm. AJR 2000; 175:99-103.

363. Vargas R, Nino-Murcia M, Trueblood W, Jeffrey RB Jr. MDCT in adenocarcinoma of the pancreas: prediction of vascular invasion and resectability using a multiphasic technique with curved planer reformations. AJR 2004; 182:419-25.

364. Phoa SS, Tilleman EH, van Delden OM, Bossuyt PM, Gouma DJ, Lameris JS. Value of CT criteria for predicting survival in patients with potentially resectable pancreatic head cancer (Valor dos critérios de TC para prever a sobrevivência em doentes com cancro da cabeça do pâncreas potencialmente ressecável). J Surg Oncol 2005; 91:33-40.

365. Phoa SS, Reeders JW, Stoker J, Rauws EA, Gouma DJ, Lameris JS. Critérios

de TC para invasão venosa em doentes com cancro da cabeça do pâncreas. Br J Radiol 2000; 73: 1159-1164

366. Roche CJ, Hughes ML, Garvey CJ, Campbell F, White DA, Jones L, et al. Avaliação patológica e por TC do estadiamento nodal prospetivo em doentes com adenocarcinoma ductal da cabeça do pâncreas. AJR Am J Roentgenol. 2003; 180:475-480.

367. Murfitt J. The pancreas. In: Sutton, editor. Textbook of Radiology and Medical Imaging. Londres: Churchill Livingstone; 2004. p. 1079-98.

368. Cascinu S, Falconi M, Valentini V, Jelic S . Cancro do pâncreas: orientações de prática clínica da esmo para o diagnóstico, tratamento e acompanhamento. Ann Oncol 2010; 21(Suppl. 5):v55-8.

ANEXO - 1

DECLARAÇÃO DE CONSENTIMENTO
VERSÃO INGLESA E MALAYALAM

FORMULÁRIO DE CONSENTIMENTO APÓS
RECONHECIMENTO

MRD NO:

TÍTULO: PAPEL DA TOMOGRAFIA COMPUTORIZADA MULTIDETECTORES EM

ESTADIAMENTO PRÉ-OPERATÓRIO DO CARCINOMA DO PÂNCREAS

Diretor de Estudos: Dr. SOUMIL SINGHAL

Nome da instituição: AMRITA INSTITUTE FOR MEDICAL SCIENCE AND RESEARCH CENTRE

Sou maior de idade e resido em foi pormenorizado
sobre o objetivo e o procedimento da investigação. Fui informado(a) sobre os benefícios
e os riscos. Sei que a minha identidade não será revelada. Por conseguinte, dou o meu
consentimento para participar no projeto de forma voluntária e sem qualquer incentivo.
Tenho o direito de me retirar do estudo sem apresentar qualquer motivo e a retirada não
afectará o meu tratamento.

Assinatura da testemunhaAssinatura   *do pacienteAssinatura*
do examinador

രോഗി നൽകുന്ന സമ്മതപത്രം

ഈ പഠനത്തിനുവേണ്ടിയുള്ള വിവരങ്ങൾ താഴെപ്പറയുന്ന പ്രകാരം നൽകി :

പഠനത്തിന്റെ തലക്കെട്ട് ....

മുഖ്യഗവേഷകന്റെ പേര് .... ഫോൺ ....

ഈ പഠനത്തിനുവേണ്ടി .... [illegible] ഗ്രൂപ്പ്
[illegible]
[illegible]
[illegible]

[illegible]
[illegible]
[illegible]
[illegible]
[illegible]
[illegible]

[illegible]
[illegible]
[illegible]

ഈ പഠനത്തിൽ പങ്കെടുക്കാൻ എനിക്ക് പൂർണ്ണ സമ്മതമാണ്

....   ഒപ്പ് ....

ഒപ്പ്/വിരലടയാളം   തീയതി ....

പഠനത്തിൽ വിധേയനാകുന്ന വ്യക്തിയുടെ പേര് : ....

ടി വ്യക്തിയുടെ മകൻ / മകൾ / ഭർത്താവ് / ഭാര്യ പേര് ....

പൂർണ്ണമായ മേൽവിലാസം ....

....

ഈ സമ്മതപത്രം എന്റെ മുഴുവൻ വിവരം വച്ച് നൽകിയിട്ടുള്ളതാണെന്ന് ഞാൻ സാക്ഷ്യപ്പെടുത്തുന്നു.

....   തീയതി : ....

മുഖ്യ ഗവേഷകന്റെ ഒപ്പ്   സ്ഥലം ....

സാക്ഷികൾ
1.   2.
പേര്   ....   പേര്   ....

വിലാസം   വിലാസം

[illegible]

കുറിപ്പ്:   സമ്മതപത്രത്തിന്റെ മൂന്നു പകർപ്പുകൾ :
           1. രോഗിക്ക് 2. ഗവേഷകർക്ക് 3. സ്ഥാപനത്തിന് വേണ്ടി എടുത്തിട്ടുള്ളതാണ്.

Índice

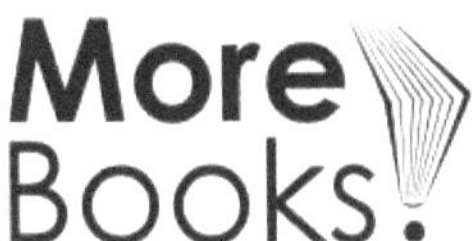

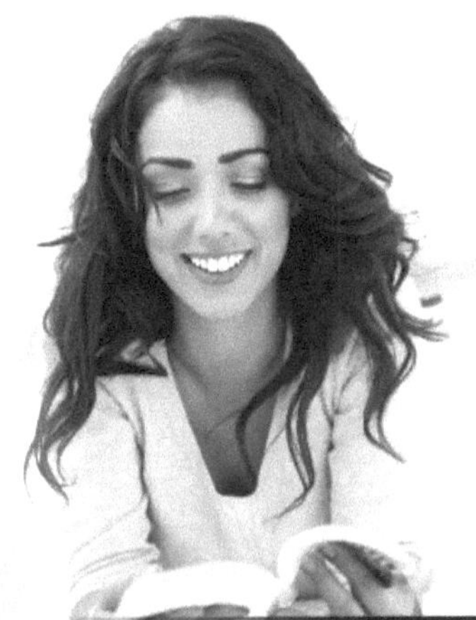

I want morebooks!

Buy your books fast and straightforward online - at one of world's fastest growing online book stores! Environmentally sound due to Print-on-Demand technologies.

Buy your books online at
www.morebooks.shop

Compre os seus livros mais rápido e diretamente na internet, em uma das livrarias on-line com o maior crescimento no mundo! Produção que protege o meio ambiente através das tecnologias de impressão sob demanda.

Compre os seus livros on-line em
www.morebooks.shop

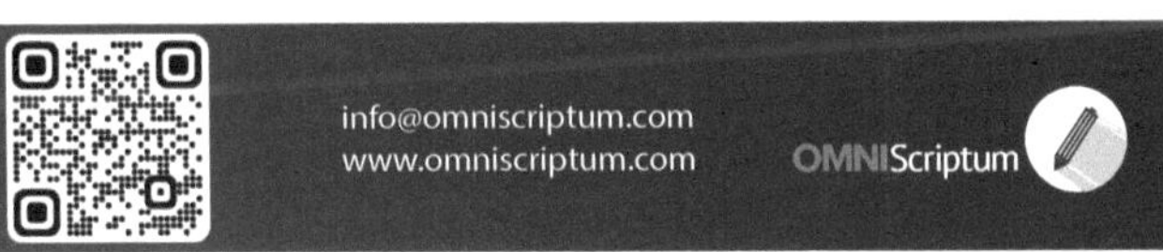